U0069941

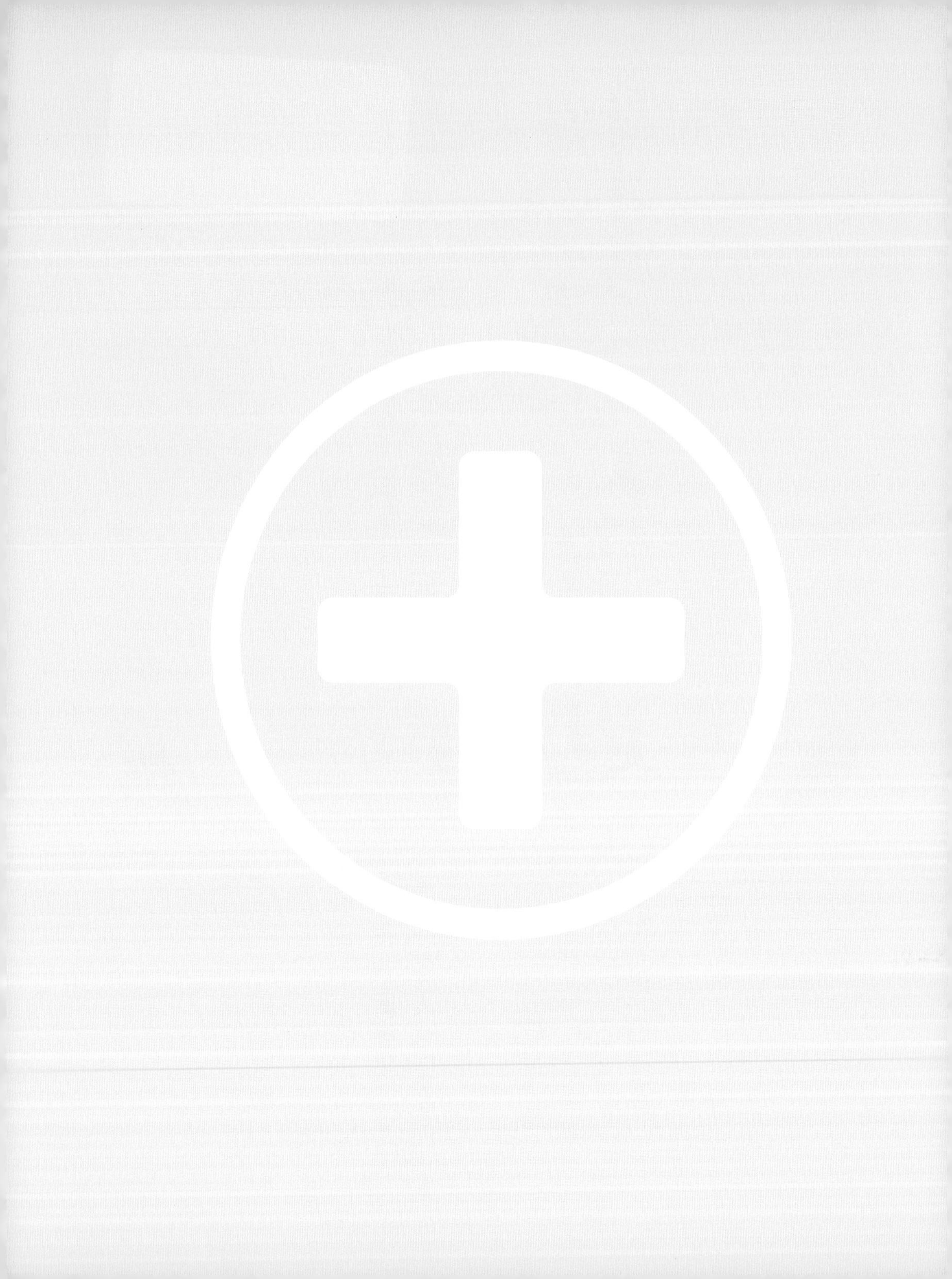

大家的救急旅遊醫療

臺北市立聯合醫院
何清幼　曾啟庭　張惠萍
陳明正　李俊秀　沈怡伶　合著

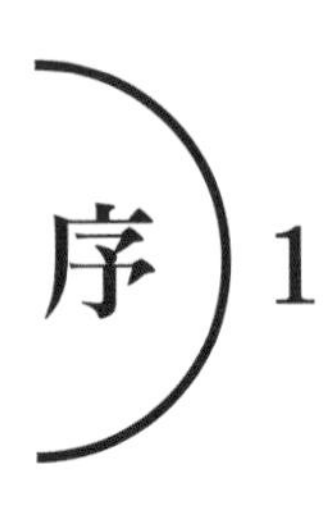

瞭解是為了能即時處理

旅行早就是人生的必需品。我們想要真正看清這個世界，就要親身去體驗。讀萬卷書不如行萬里路，旅行是人生最有價值的投資。

或者，我們只是對日復一日的例行活動疲累了，旅行也有助於紓解壓力，讓我們重新獲得生活所必備的能量。「憂傷的靈使骨枯乾，喜樂的心乃是良藥」，身為醫師，我覺得旅行是最不苦口的心靈良藥。

但旅行畢竟不比在家，出門旅行前總要做一些準備。古代歐洲貴族為了避免盡興出門卻敗興而歸，他們的旅行配備，甚至包括帶一位醫師出門，以免旅行途中發生病痛或受傷時，無可依靠。

而今連一般民眾也都能時常旅行，但旅行意外所衍生各種重大問題也常見諸新聞。身為醫師，我常覺得如果在意外剛發生的時候，就能即時正確處理，而不是手忙腳亂的慌張失措，就不會把小傷害耽誤成大傷害。甚至因錯誤的處理，使得傷害惡化到難以收拾的地步。

事實上，若能有正確的基本概念，旅行中所發生的傷害，85% 都能靠自己解決。基於這樣的認知，為了讓大家能高高興興出門旅行，也能平平安安回家，幾位醫界的好友決定聯合執筆，寫出這本適合愛旅行的一般民眾參考的書籍。

這本書，除了供領隊在帶團時，不幸有團員發生意外傷害的當下，作為緊急處理指南之外，也可以讓愛旅行的民眾放在行囊中備用。這本書提供了正確的醫學指引，讓大眾在網路上查詢時，有一個正確的方向，不必大海撈針，茫無頭緒。

我相信這是一本對旅行團體領隊與個人都很有用的書籍，值得向社會大眾推薦。

立法委員
中華民國醫師公會全國聯合會理事長
國立臺灣大學醫學院教授
邱泰源

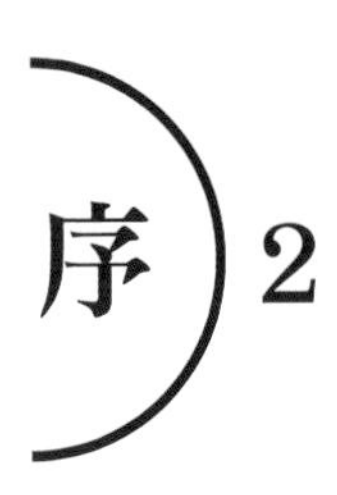

序 2

將傷害減至最小，可幫助同行親友排除麻煩

根據交通部觀光局統計，106 年國人出國計 1,565 萬 4,579 人次，旅遊成為國人日常生活的一部分，機場內隨時充滿了快樂出遊的人們。隨著臺灣免簽證國家日益增加，說走就走的即興之旅更為常見了，不管在國內小旅行或是至國外探索美麗的自然世界、豐富自己的人文視野，都是旅人們樂此不疲的事。

人們往往在出發前專注於打包行李箱內的衣物備品，對於自身疾病的掌控並沒有太大的關注，到了當地如果又遇到突發意外，當下必會感到慌亂無助。若是在送醫之前，我們有一些對於情況掌控的基礎認知，先對此進行必要的緊急處理，便可將傷害減至最小。這些知識不僅可以用來自救，也可以幫助同行的親友解決其他不必要的麻煩。

樂見於有出版社重視旅遊平安的議題，出版了這本《大家的救急旅遊醫療》。本書由國內4位專科醫師、1位藥師與1位營養師聯合撰寫而成，兼顧醫療專業和讀者立場，提出看法和建議，從行前準備、搭機注意事項，到旅行當地建議攜帶的物品、以及特別注意的保健事項和旅遊習慣，針對各種經常性發生的旅遊病狀詳細解說。

相信這本書不只能使一般消費者受益，也會是領隊朋友們協助旅客意外處理的一個實用參考！

中華民國觀光領隊協會 理事長

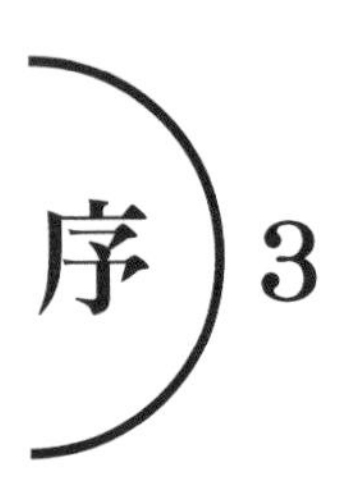

序 3

要玩得開心，
必須包含行程中的風險醫療管理

終於等到了期待好久的旅行。護照沒過期，旅行中要穿的衣物、個人清潔保養用品也準備好了，旅遊行程也都安排得很周到了……。

「這麼一來就萬無一失了吧？」

曾經我也以為旅行可以這麼簡單隨性，但是隨著旅遊次數的增加，加上實際住在海外的經驗，以及經歷過懷孕時和帶著嬰兒搭飛機，我才體會到其實一個完善的旅行計劃，必須包含行程中的風險管理。例如突然感冒發燒了怎麼辦？若是腸胃不適時怎麼辦？孕婦搭乘飛機需要注意哪些事？這些問題我們時常在行前都忽略了，直到真在旅程中遇上，才後悔沒有事先準備。

無論在英國或是日本居住時，我都曾遇到來玩的朋友突然生病的狀況。其實有很多時候，只要事前多思考準備就可避免生病（例如腸胃不好的人儘量避免生冷食物，前往蚊蟲較多的地區，要事先想好防蚊對策。懷孕前期以及後期，儘量不要到海拔太高的地區。）在國外生病不僅使得一段美好的旅行就此泡湯，而且語言不通，加上醫療費驚人，真的非常折騰。

健康風險管理對策，雖然網路上有不少資訊，但若有一本可以把常見可能狀況都預想好，並且列出解決方案的書會更讓人放心。而《大家的救急旅遊醫療》由專業的醫師、藥師、營養師執筆，加上簡單好理解的編排，相信這是一本在每個家庭書櫃中，都該有的實用工具書。

旅遊專欄作家 明太子

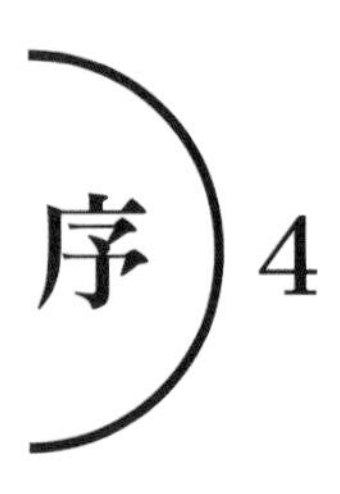

序 4

人生地不熟的國外，要如何應付突發狀況？

生病受傷該怎麼辦？這些與我們日常息息相關的各種意外狀況，即便平日發生都可能令你我措手不及，更何況是在人生地不熟的國外？但是因為大家只在意旅遊要歡喜出發，卻完全認為「意外」不會發生在自己身上，所以遺憾總難避免。

《大家的救急旅遊醫療》一書邀集專業營養師、藥師、醫師分享全面的旅遊疾病應對方法，包括旅遊飲食計劃，以及提供讀者們在國外若遇到突發疾病與症狀時，可攜帶至藥局參考購買的「非處方藥物 (OTC Drugs) 症狀適用英 / 日文成分表」。還有最重要的行前傳染病預防針施打要點、身在國外的疾病預防對策，讓旅客們即使遇到突發狀況也有快速解決救治的方法。

書中也針對高齡長者、孕婦、嬰幼兒、慢性病人者等族群的特殊考量，從行前準備，至當地一定要特別注意的保健事項都有著墨。包括肌肉拉傷的急救處理，以及骨折患部的包紮步驟，文中還附上簡單易懂的手繪插畫圖示，對應本書內各個疾病與病症分類的內容，提供讀者快速、貼心、有趣又完全的閱讀指引，遇到緊急狀況也能快速查找救治對應方法，想必能大大的增加閱讀實用性！

「多一點事前預防，少一份旅途意外」，除了我們直覺上會注意到的事項，也應該留心各種經常發生的旅遊健康問題，唯有照顧好自己與家人的健康，才能一同快樂出門，平安回家！

《米粒 Q 的巴黎私心瘋》作者、人氣部落客米粒 Q

MillyQ

CONTENTS 目錄

part01

風險藏在細節裡——事故發生對應表

part02

要出國了！出國前我該做的準備

part03

旅途中的疾病應對方法

part04

特殊族群的旅遊健康管理

[附錄] 海外旅遊的實用資訊

※ 備註：由於官方網站時有更改網址或網域的情形，讀者在查詢本書網站名稱時，請以本書中載明的中文官方名稱加以查詢。

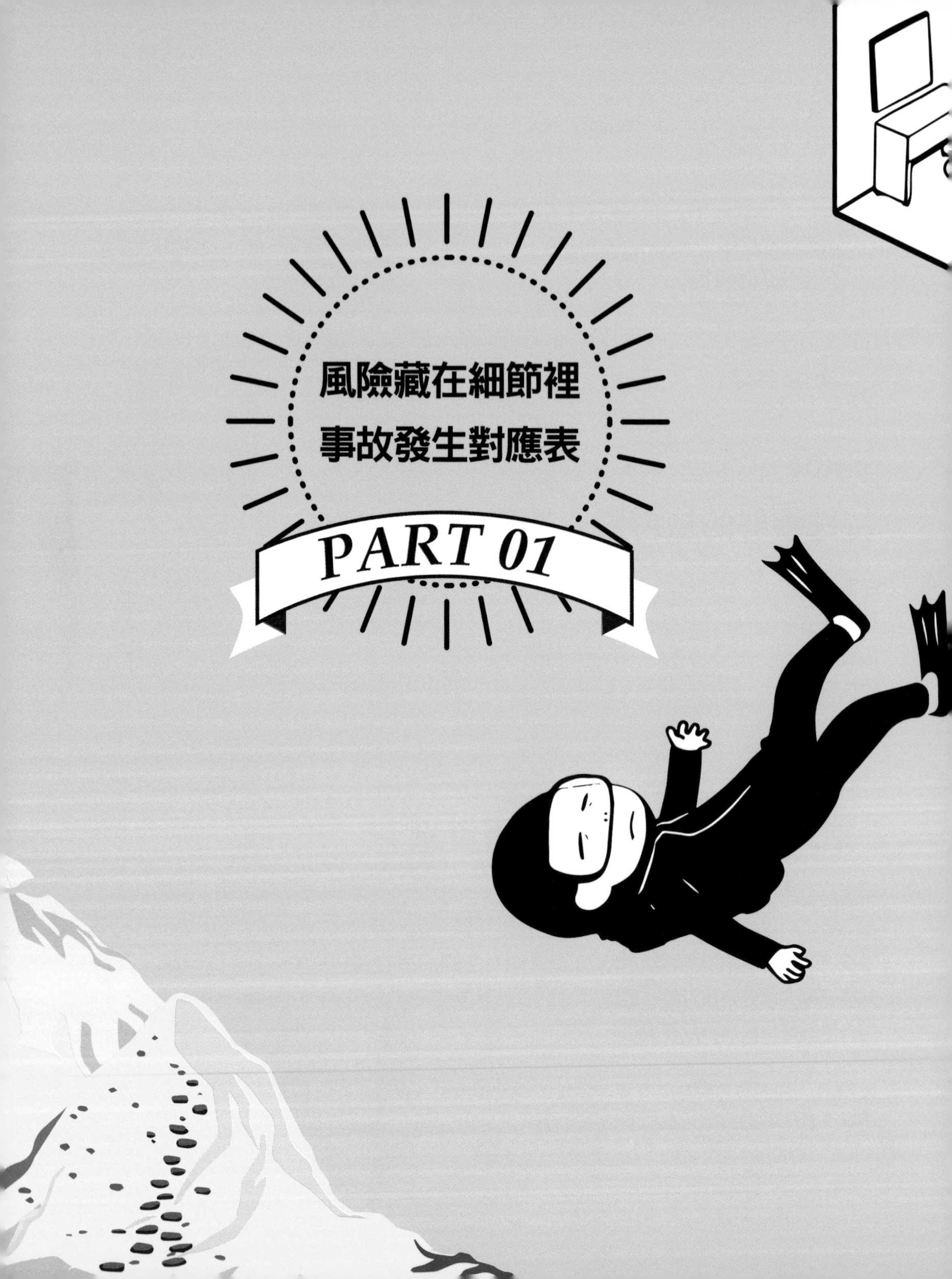

PART 01

風險藏在細節裡
事故發生對應表

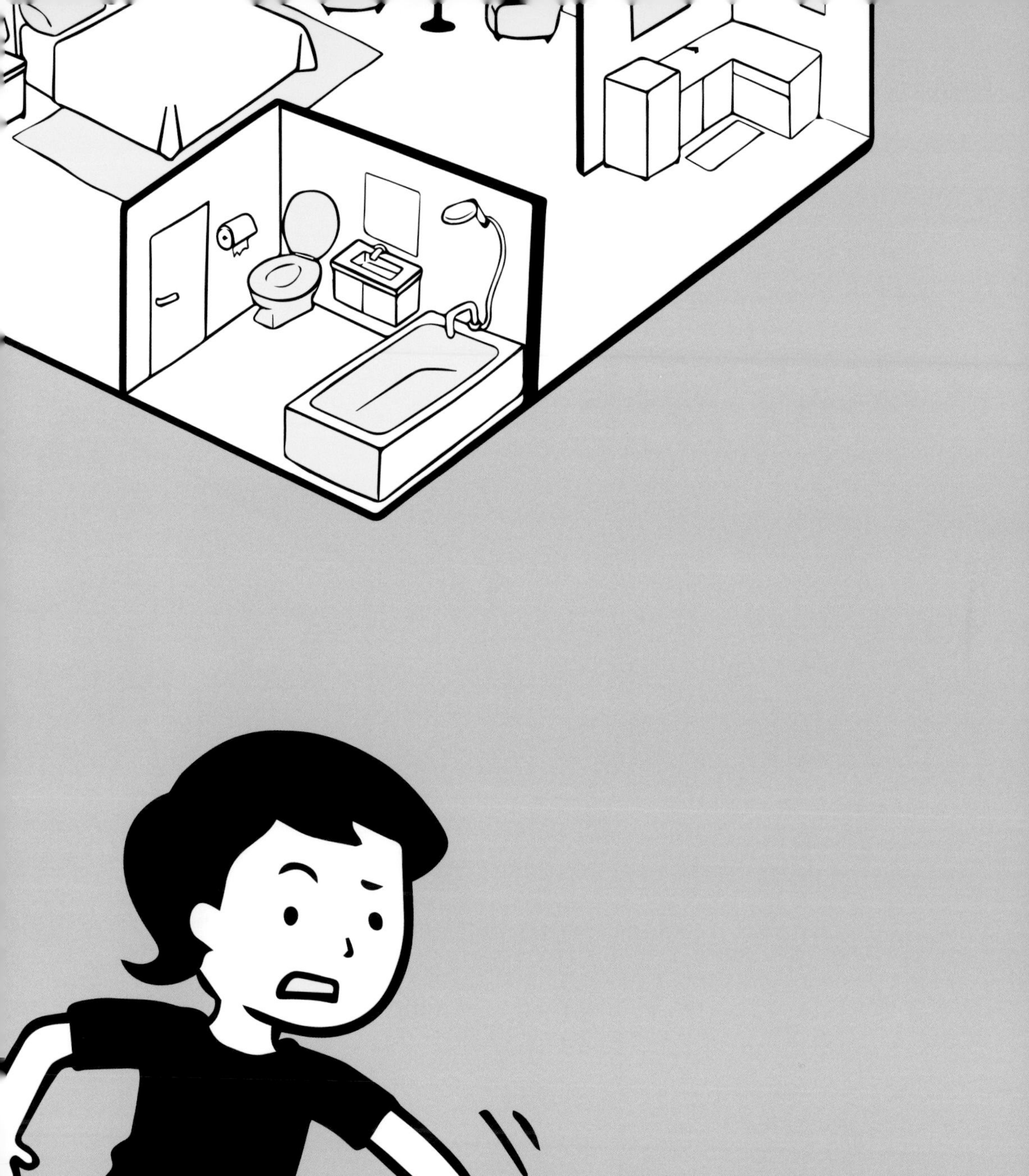

旅館客房事故發生

待在旅館內也可能有危險！

- 不適應床鋪隔日腰痠背痛
  ……腰痠背痛請見 p.090

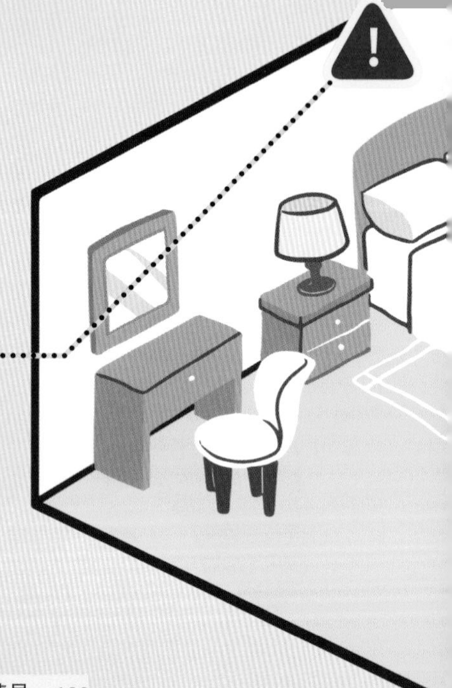

- 熱水燒燙傷……燒燙傷請見 p.109
- 浴室門口與地板高低差而滑倒
  ……踝部扭傷請見 p.114

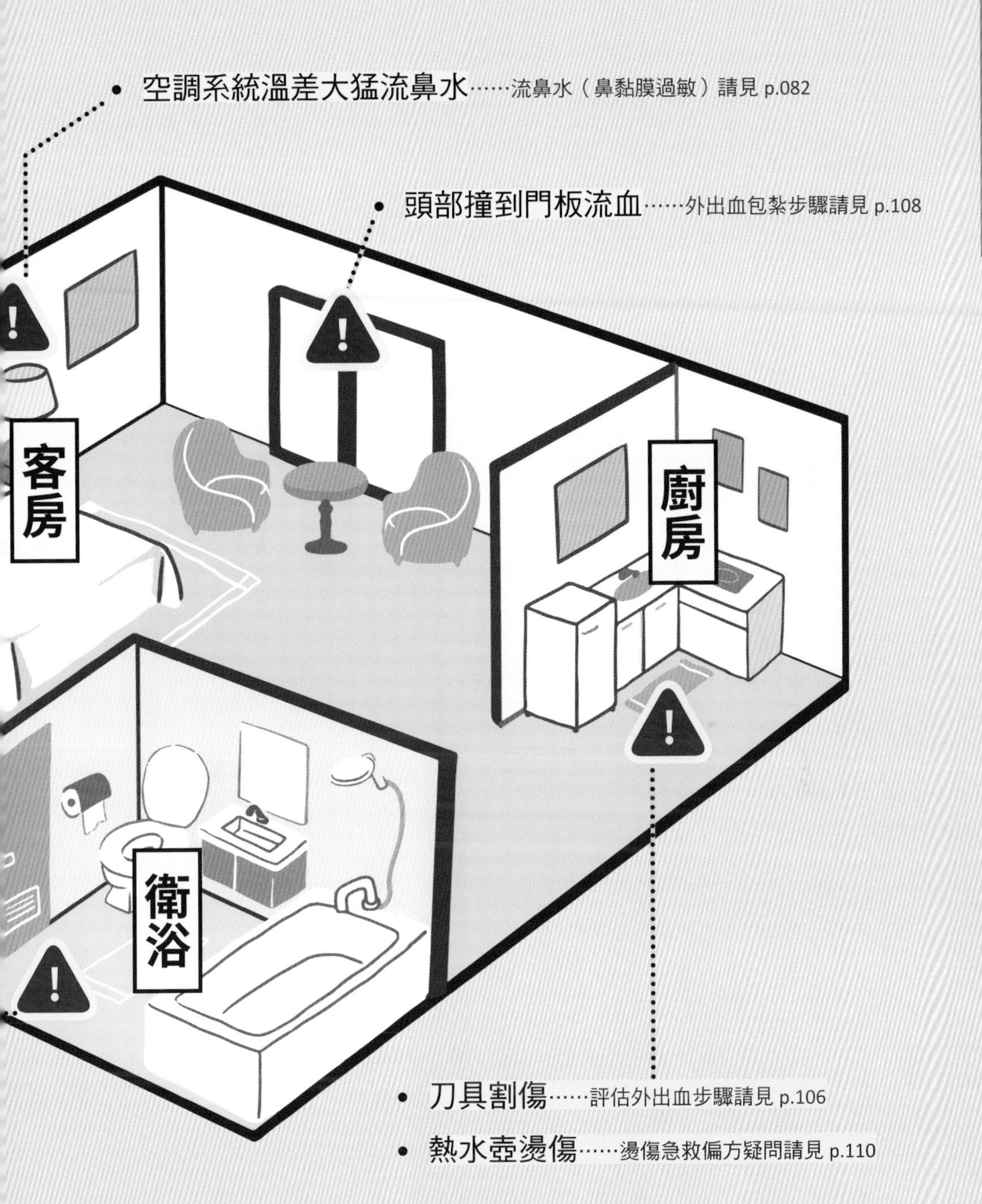

- 空調系統溫差大猛流鼻水……流鼻水（鼻黏膜過敏）請見 p.082
- 頭部撞到門板流血……外出血包紮步驟請見 p.108
- 刀具割傷……評估外出血步驟請見 p.106
- 熱水壺燙傷……燙傷急救偏方疑問請見 p.110

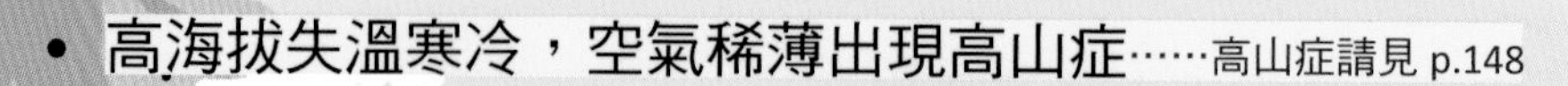

• 高海拔失溫寒冷，空氣稀薄出現高山症……高山症請見 p.148
• 山上溫度急降，寒冷性蕁麻疹發作……寒冷性蕁麻疹請見 p.124
• 石階路滑跌倒……踝部扭傷請見 p.114
• 懸崖邊失足踩空
……骨折處理請見 p.111
• 樹蔭遮蔽少容易中暑……中暑處理請見 p.138

登山事故發生

可以熱血爬山，但可不能衝動發生意外！

- 山路坡度陡峭，腰部閃傷……腰背閃傷請見 p.090

- 路程久遠肌腱炎發作……肌腱炎請見 p.092

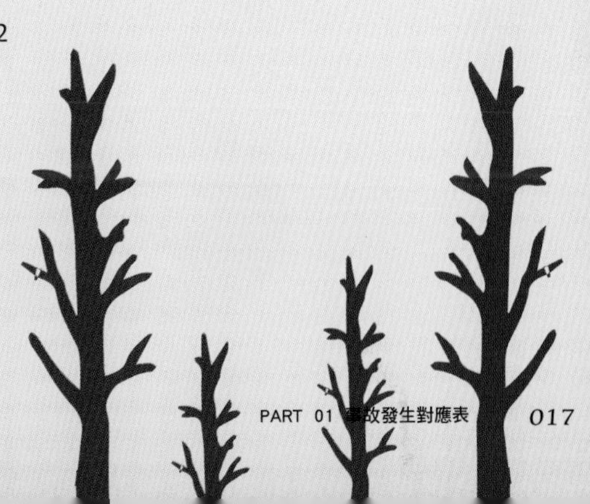

- 快艇因浪來搖晃，雙腳重心不穩跌撞

……骨折患部固定術請見 p.113

海島事故發生

大海如虎口，待在沙灘上也未必安全！

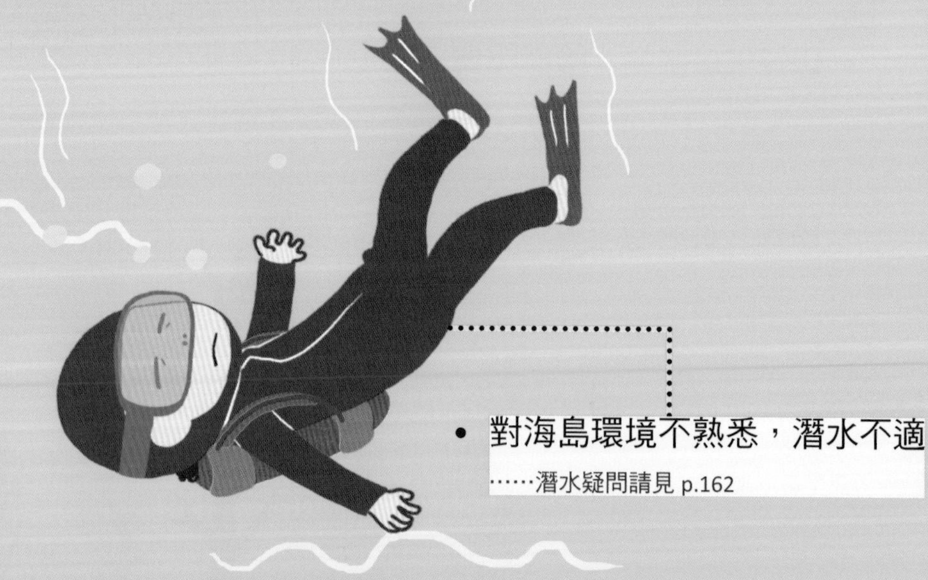

- 對海島環境不熟悉，潛水不適

……潛水疑問請見 p.162

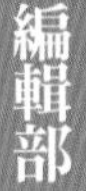

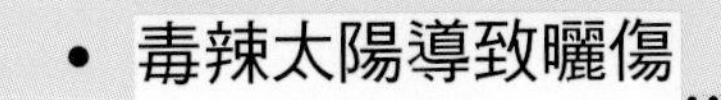

……防曬常識請見 p.142

• 地板高低段差，容易失足跌倒

……扭傷護踝選用請見 p.115

• 都到海島國家了，當然要來學個潛水！但你適合嗎？

……「你適合潛水活動嗎？」自我檢測與注意事項請見 p.169~170

要出國了！
出國前我該
做的準備
PART 02

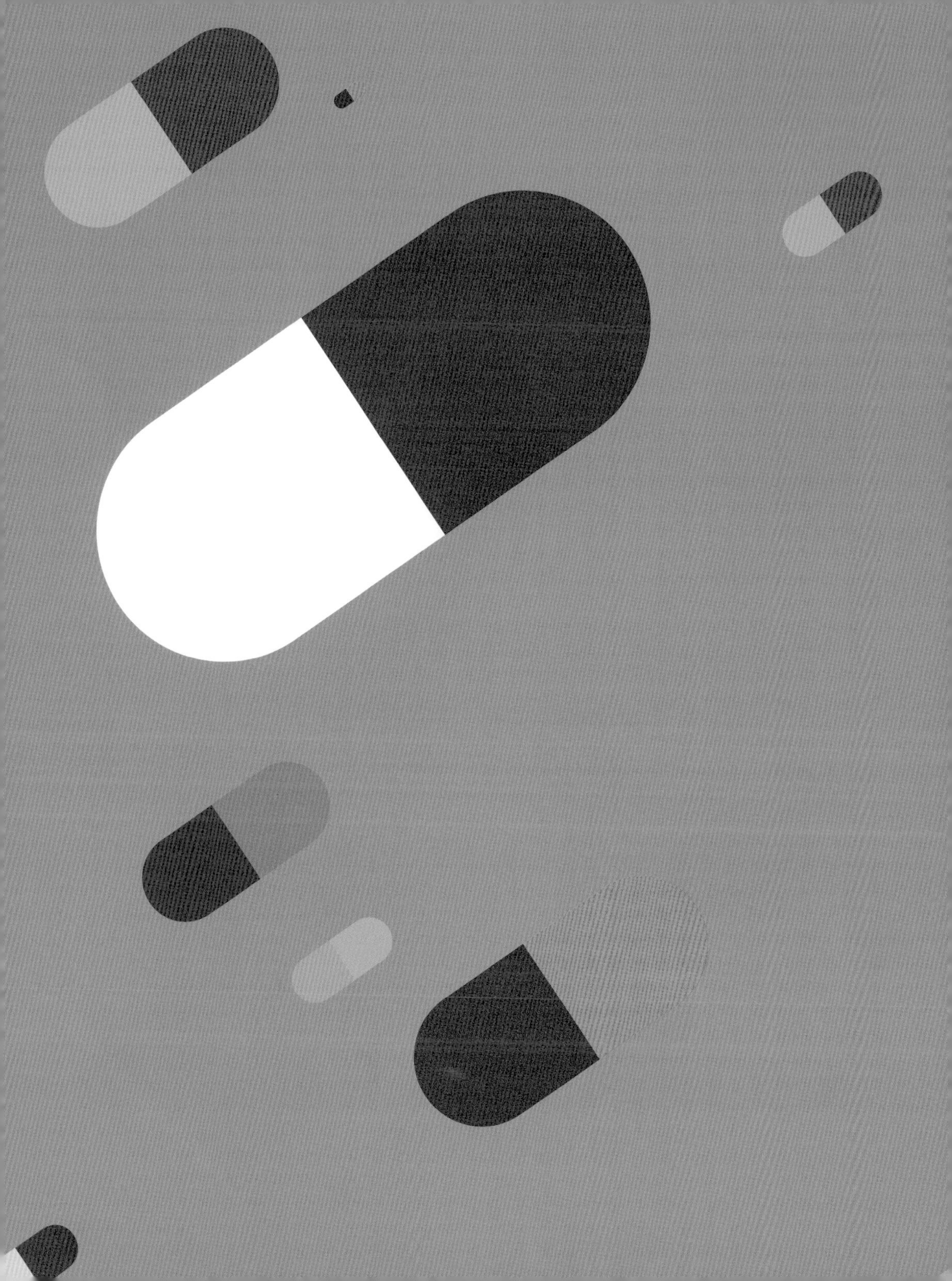

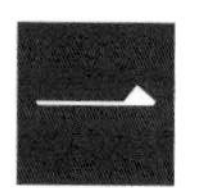

預先了解各國流行病

旅遊門診事前看

出發前先到「疾病管制署」網站查詢疫情消息

旅遊出發前，最好預先了解目的地是否有疫情或特殊疾病，國內有疾病管制署（https://www.cdc.gov.tw）網站提供各地最新疫情旅遊傳染病資訊，以及民眾前往目的地所需的疫苗或預防用藥訊息。此外，外交部領事事務局（https://www.boca.gov.tw）則有安全性與治安的相關訊息，公布最新國外旅遊警示分級表，協助旅外國人動態登錄，了解天災、動亂或急難事件。

「疾病管制署網站」查找最新、最快速的各地疫情資訊

進入疾病管制署網站之後，在首頁會看到重大的疫情資訊，例如新型 A 型流感、病毒型腸胃炎等專區。點入國際旅遊資訊後，裡面有許多傳染病介紹、資訊、預防接種及藥物等等，可依照需求一一點進查閱。在「國際旅遊處方箋」中有完整的旅遊資訊，包括當地即時疫情、旅遊前需要做哪些準備、預防接種規定及建議，也可以查詢當地其他相關疾病等等。如果您是與嬰幼兒同行或孕婦、慢性病人者，勾選「特殊身分旅行者」即可查閱詳盡資訊。至世界衛生組織網站（www.who.int/zh）也可以查詢國際最新衛生疾病相關資訊。

國際間旅遊疫情建議等級表

分級標準		意涵	旅遊建議
第一級：注意（Watch）	●	提醒注意	提醒遵守當地的一般預防措施
第二級：警示（Alert）	●	加強預警	對當地採取加強防護
第三級：警告（Warning）	●	避免所有非必要旅遊	避免至當地所有非必要旅遊

出國該帶什麼藥？需要打什麼疫苗？來「旅遊醫學門診」就對了

國內有多家醫院開設旅遊醫學門診，出國民眾可以針對旅遊前、中、後可能發生的問題，到門診向醫療人員進行諮詢，例如最常需要的疫苗，可以先行整理接種過的疫苗，再向醫師詢問需要補接種的部分，或是開立疫苗接種證明。因為出國地點較多且門診時間有限，民眾可以利用本書 p.028- ③ 提供的資料先行準備問題，就可以更有效率在門診和醫師討論。另外，旅遊常備用藥、慢性病用藥、胰島素針劑等證明文件，也可以請長期看診的醫師或旅遊醫學門診醫師協助開立。

許多疾病有潛伏期，感染後可能數天至數個月才發病，回國後如果有不明原因發燒、腹瀉或其他不適，就診時請提及旅遊史，讓醫師多一些可能疾病的思考點；如果與旅遊相關，也可以至旅遊醫學門診追蹤診察。

提醒 POINT 王伯伯出國前一直猶豫要不要打流感疫苗，但聽別人說不一定有效，出國後的某一天開始發高燒，加上全身肌肉痠痛就醫，被診斷為流感，不僅多花錢也壞了出遊興致。

開設旅遊醫學門診的醫院

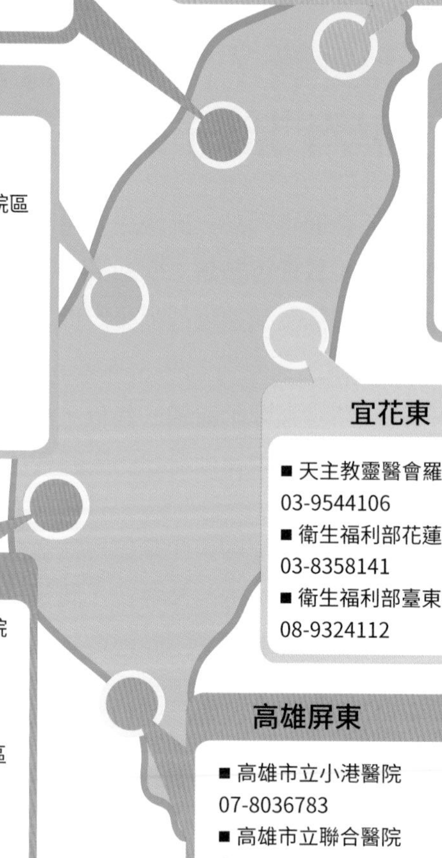

北北基

■ 衛生福利部基隆醫院
02-24292525
■ 三軍總醫院(內湖總院)
02-87923311
■ 台灣基督長老教會馬偕醫療財團法人馬偕紀念醫院
02-25433535
■ 國立台灣大學醫學院附設醫院
02-23123456
■ 亞東紀念醫院
02-89667000
■ 台北慈濟醫院
02-66289779
■ 台北市立萬芳醫院
02-29307930

桃竹苗

■ 壢新醫院桃園國際機場醫療中心
03-3983456
■ 衛生福利部桃園醫院
03-3699721
■ 國立台灣大學醫學院附設醫院新竹分院
03-5326151
■ 東元綜合醫院
03-5527000
■ 衛生福利部苗栗醫院
037-261920

中彰投

■ 衛生福利部臺中醫院
04-22294411
■ 童综合醫療社團法人童綜合醫院梧棲院區
04-26581919
■ 彰化基督教醫院
04-7238595
■ 埔基醫療財團法人埔里基督教醫院
049-2912151
■ 衛生福利部南投醫院
049-2231150

澎湖縣、金門、連江縣

■ 三軍總醫院澎湖分院
06-9211119
■ 衛生福利部金門醫院
082-332546
■ 福建省連江縣立醫院
0836-23995

宜花東

■ 天主教靈醫會羅東聖母醫院
03-9544106
■ 衛生福利部花蓮醫院
03-8358141
■ 衛生福利部臺東醫院
08-9324112

雲嘉南

■ 國立台灣大學醫學院附設醫院雲林分院(斗六)05-5323911
■ 嘉義長庚紀念醫院
05-3621000
■ 財團法人天主教聖馬爾定醫院大雅院區
05-2756000
■ 國立成功大學醫學院附設醫院
06-2353535

高雄屏東

■ 高雄市立小港醫院
07-8036783
■ 高雄市立聯合醫院
07-5552565
■ 屏基醫療財團法人屏東基督教醫院
08-7368686

※ 資料來源：衛生福利部疾病管制署（參考時間：107.05）

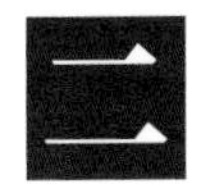

防護措施做足，疾病不來

預防疫苗這樣打

傳染病透過「病原體」+「帶原者」引發

根據行政院衛生福利部 (以下簡稱衛福部) 疾病管制署所列常見傳染病有：腸病毒、水痘、疥瘡、登革熱等。談傳染性疾病之前，先認識兩個專有名詞：「病原體」與「帶原者」。

「病原體」：指的是會引起感染的細小微生物。

「帶原者」：指的是帶有病原體但目前沒有症狀的人。

傳染病指的是會透過空氣、飛沫、接觸或其他方式傳染的疾病；也就是說，已經生病的病人，他們的病原體可能藉由空氣傳染、飛沫傳染、接觸傳染、血液或體液、食物或水源傳播等傳染途徑感染健康者，讓健康者變成暫時沒有症狀的帶原者。常見的病原體則有細菌、病毒、黴菌及寄生蟲等。

傳染病有潛伏期嗎？

疾病傳染都有潛伏期，也就是健康者被傳染後，視各種疾病不同，有不同的發病或症狀出現的時間。潛伏期短代表被傳染後很快會引發症狀，潛伏期長代表回國後都還需要追蹤一段時間，因此提高警覺非常重要。

潛伏期：被傳染到症狀出現的期間

空窗期：被傳染到可被檢驗出被傳染期間

回國後 1~2 週內，若有發燒或身體不適等症狀，就醫時請記得向醫師提及您的——**TOCC 史：Travel history －旅遊史、Occupation －工作職業、Contact history －接觸史以及 Cluster －您出現的症狀是否有群聚現象？（同事、朋友或一起生活相處的人也出現類似症狀或疾病稱為群聚現象。）還有您的症狀開始的時間？不舒服症狀的細節？身上是否有傷口或紅疹結痂？**……等等。

每一種症狀背後的傳染性疾病原因很多，並沒有辦法直接由某一些症狀診斷出是某種疾病造成，患者提供給醫師的訊息越多，醫師越能思考判斷，儘早發現可能的傳染病，及早對症治療。

認識 5 種傳染途徑，傳染病不要來！

傳染病是指當病原體存在，並經由適當的傳染途徑，傳染給抵抗力較弱的人體後造成發病。我們能加強預防的就是阻斷傳染途徑並增強身體免疫能力。

1 空氣或飛沫傳染

空氣傳染的病原體較小，會在空氣中自由飄浮做長距離移動，進而經由呼吸道造成感染，空氣傳染防不勝防，遠距離的傳染更是讓人無法警覺。

POINT 例如水痘或麻疹。

飛沫傳染的病原體顆粒較大，傳播距離較短，來源可能經由病人打噴嚏、咳嗽、吐痰或講話時所噴出的飛沫，經由口、鼻腔或眼睛等造成健康者的感染。

POINT 例如感冒、急性氣管炎、肺炎或流行性感冒等。

2 接觸傳染

直接或間接接觸病人或其照護環境而造成的感染。

POINT 直接接觸患者的身體，或間接接觸沾有患者病原體的毛巾或衣物。例如手口足病、頭蝨或疥瘡等。主要是因為直接接觸或間接接觸了病人或病人照護環境而傳播的感染源，進而造成了感染。

3 性接觸或血液傳染

經由輸血、紋身、穿耳洞或性行為時，血液或體液的接觸造成的傳染。

POINT 例如 B 型肝炎、C 型肝炎或是愛滋病。B 型或 C 型肝炎主要是經由血液或體液，經由親密接觸、輸血、注射等，含有病毒的血液或體液透過皮膚或黏膜進入人體而造成感染可能，不是一般誤以為的飲食不潔或他人口水所造成的傳染。

4 食物或飲水傳染

因為食用了受汙染的水或食物，或是使用了受汙染的餐具所造成的感染。

POINT 例如 A 型肝炎、大腸桿菌感染、食物中毒或病毒性腸胃炎等。

5 蟲媒傳染

透過昆蟲傳播的疾病，能當作傳播者的昆蟲很多，蚊子、蠅、蚤、蜱、蝨等都是。

POINT 例如日本腦炎、登革熱、瘧疾、黃熱病、萊姆病或恙蟲病等。

傳染病預防勝於治療，3 種方法給你多一份保護！

及早接種疫苗，以便體內免疫系統有足夠的時間在出國前「認識」病毒並產生抗體，這是預防傳染病最直接、最有效，也可能是最經濟的方法。

① 免疫系統並不是打完疫苗馬上就有抵抗力，需要讓身體適應訓練一段時間，通常是 2~3 週，因此建議疫苗要及早接種。

② 除少數疫苗外，不同種類的疫苗可同時施打，若不同時施打則建議間隔 4 週，才不會造成免疫反應不佳。

③ 上網查詢旅遊當地需要考慮的傳染病和疫苗，並詢問醫師。如果能事先針對您要出國的地方與停留的時間先行了解，準備的資料越充分，可以和醫師討論的項目也就越多。因此規劃行程時，把接種疫苗時間一起考慮進去。

準備（出國前一個月到旅遊醫學門診）

- 告知出國目的、日期、停留時間、同行夥伴
- 過去（幼兒）疫苗接種史（若可提供）
- 疫苗接種證明空白表單（前往留學學校要求）

提問

- 有哪些疫苗或藥物需提前接種或服用
- 當地可能會有哪些傳染性疾病或旅遊疾病
- 有無預防或治療性用藥可準備
- 是否需開立適航證明

④ 出國遊學、留學或是打工度假，接種疫苗規定較嚴格，有的需要在出國前完成多項疫苗的施打，有的可以到當地再補接種。各地對於疫苗規定都不同，出國前要仔細確認。

2 勤洗手

出門在外記得多洗手，並且不要徒手拿取食物來食用。洗手的方式只有沖水洗手是不夠的，最好能用肥皂搓出泡沫後沖水洗淨。若沒有乾淨的水源，則可以先用乾洗手方式取代，等有水時再洗一次手。

a. 使用「肥皂」加清水

（資料來源：衛生福利部疾病管制署）

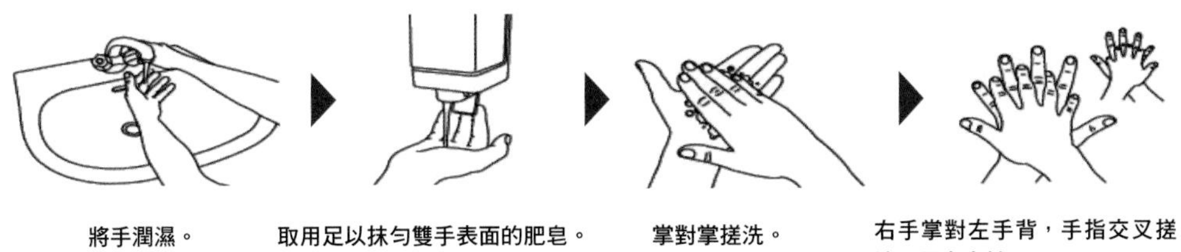

將手潤濕。

取用足以抹勻雙手表面的肥皂。

掌對掌搓洗。

右手掌對左手背，手指交叉搓洗，反之亦然。

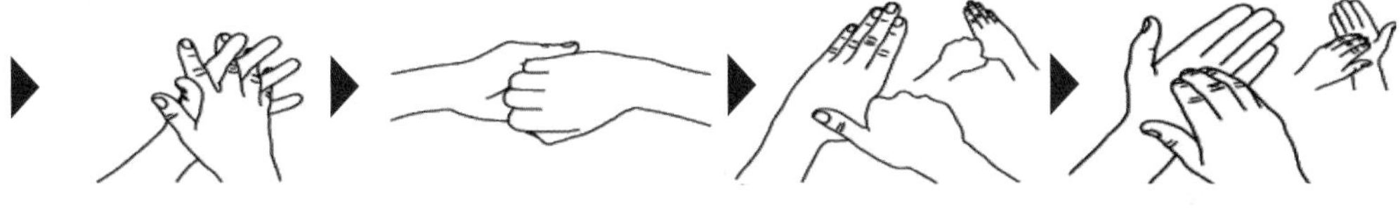

掌對掌，手指交叉搓洗。

手指的指背對著另一手的掌面，兩手交扣搓洗。

右手掌包住左手指，旋轉式搓洗，反之亦然。

左手掌包住右手指，前前後後旋轉式地搓洗，反之亦然。

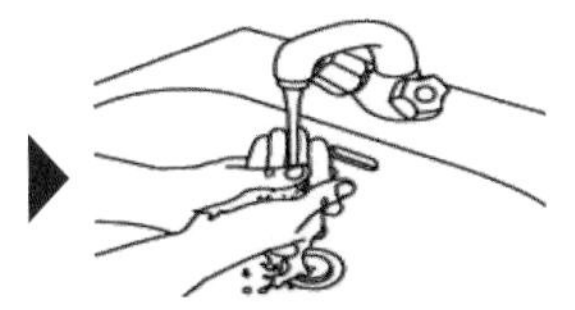

以清水清洗。

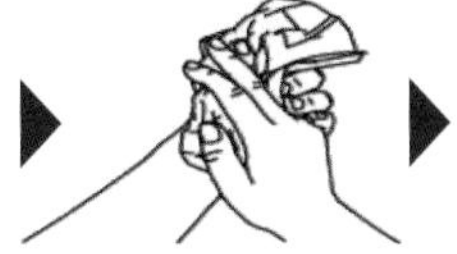

以拋棄式紙巾擦乾。

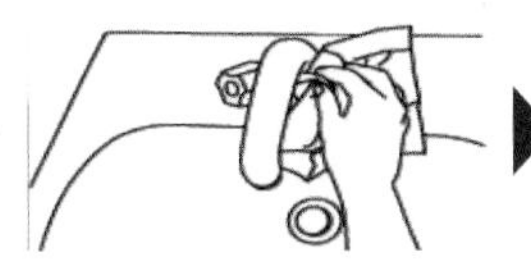

以紙巾關掉水龍頭。

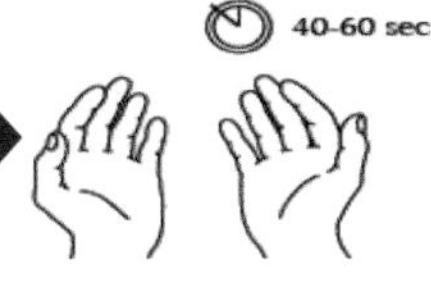

約 40-60 秒，待手乾後，雙手清潔乾淨！

b. 使用「乾洗手液」

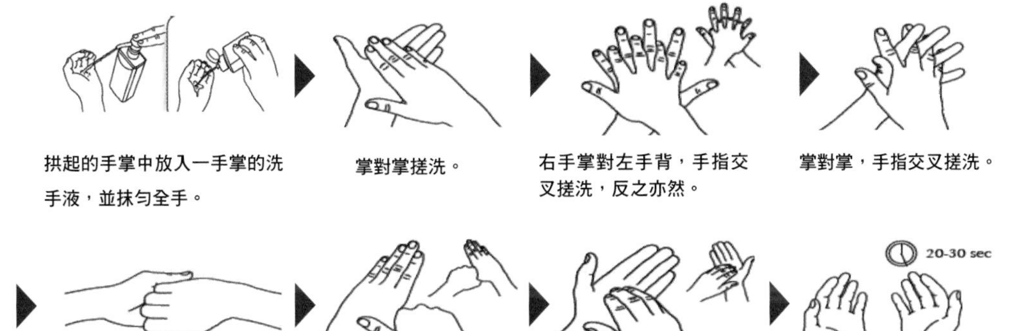

拱起的手掌中放入一手掌的洗手液，並抹勻全手。

掌對掌搓洗。

右手掌對左手背，手指交叉搓洗，反之亦然。

掌對掌，手指交叉搓洗。

手指的指背對著另一手的掌面，兩手交扣搓洗。

右手掌包住左手指，旋轉式搓洗，反之亦然。

左手掌包住右手指，前前後後旋轉式地搓洗，反之亦然。

約 20-30 秒，待手乾後，雙手清潔乾淨！

3
戴口罩

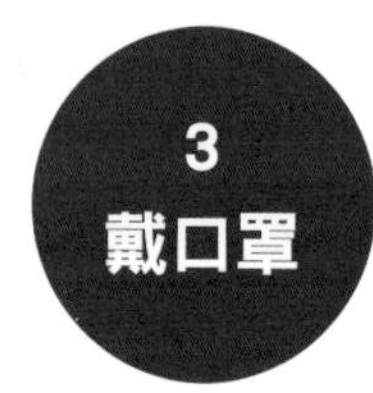

若到了人多擁擠的地方，應戴上拋棄式醫用口罩，避免飛沫或空氣傳染病毒。口罩有色的一面(防水層)朝外，白色吸水面朝內，金屬條稍微施加壓力調整角度，使其儘量緊貼鼻樑上方。

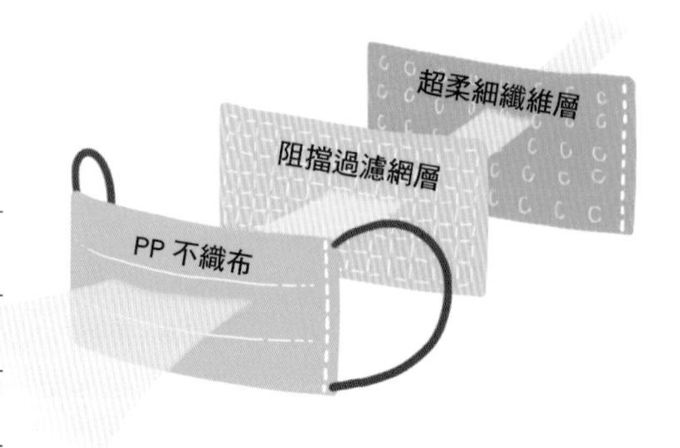

解析醫用口罩各層構造

層次	組成結構	功能
最外層	防潑水不織布	阻擋飛沫接觸口鼻
中間層	靜電過濾層	過濾細菌
內層	超柔細纖維	吸收汗水、油脂

配戴醫用口罩的正確方法

INFO
1.
配戴前先清潔雙手
2.
防水層（有色面）朝外
3.
金屬條貼緊鼻樑上方
4.
確認口鼻罩好

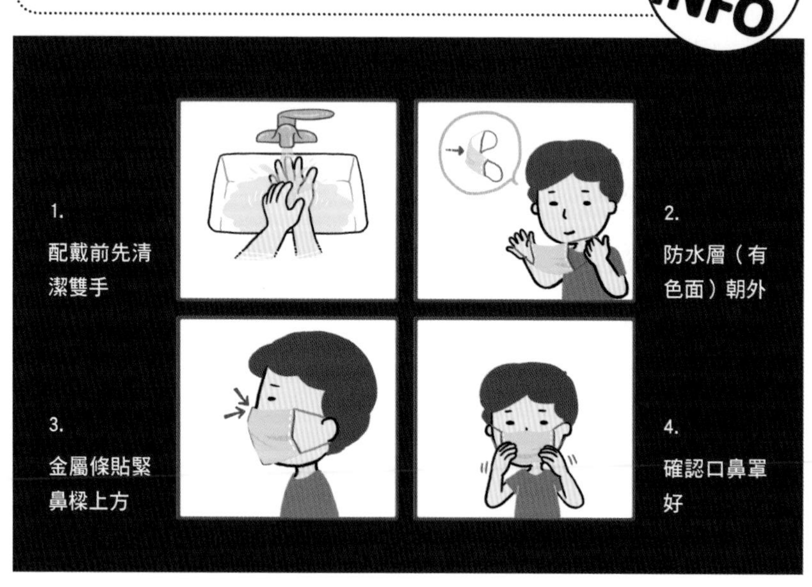

及早準備！常見傳染性疾病施打疫苗種類與預防用藥

以下列出國人經常前往的國家，疾病管制署建議應該施打的疫苗種類，以及特別列出前往非洲國家建議施打的疫苗。更多資訊還可至疾病管制署（https://www.cdc.gov.tw）查詢更詳細的內容。

1. A 型肝炎疫苗 (衛生環境較不好的地方建議施打)

疫苗介紹	副作用
核准的接種年齡為出生滿 12 個月以上，無論成人或兒童都是接種 2 劑 (但劑量不同)，2 劑間隔至少 6 個月，因此請預備出國且有施打需求者，提前接種疫苗。	注射部位偶爾會有疼痛、紅腫、輕微灼熱感，也可能會有輕微發燒和倦怠等反應，通常 2~3 天會恢復。

如：南非、非洲、泰國、南美洲、中國部分地區

2. 流感

疫苗介紹	副作用
預防流感最有效的方法就是按時 (每年) 接種流感疫苗，每年大約是 10 月開始施打。接種流感疫苗的保護效果於6個月後會逐漸下降，且每年流行的病毒株可能不同，建議應每年接種流感疫苗，以獲得足夠保護力，但產生抗體約需 1~2 週，請出國前兩週就要儘早接種。	注射部位可能有疼痛、紅腫，少數的人會有發燒、頭痛、肌肉痠痛、噁心、皮膚搔癢、蕁麻疹或紅疹等症狀，一般會在發生後數天內自然恢復。很少部分的人才會有過敏性休克等嚴重的副作用。

如：流感一年四季世界各地都有病例，高峰期為 12 月至隔年 3 月，這一時間出國者，建議接種流感疫苗。

3. 成人破傷風 (Tetanus) 減量白喉 (Diphtheria) 非細胞性百日咳 (Pertussis) 混合疫苗 (Tdap)

疫苗介紹	副作用
Tdap 疫苗可以作為 4~64 歲之間的孩童、青少年和成人之預防破傷風、白喉與百日咳的主動免疫追加劑。距離最後一次接種超過 1 0 年者，可以考慮接種一劑 Tdap 疫苗，以同時補強白喉、破傷風、百日咳免疫。	可能有局部紅腫、疼痛、硬塊的現象，偶有食慾不振或發燒等現象，通常數天會恢復。

如：印尼、葉門。留學生部份學校會要求十年內接種紀錄。

4. B 型肝炎疫苗 (B 型肝炎透過血液或體液傳染)

疫苗介紹	副作用
民國七十三年之後出生的民眾，大部份在出生第 0、1、6 個月已接種過三劑 B 型肝炎疫苗，然而 B 型肝炎抗體有可能隨著年齡增長而消失。民眾出國若有血液或體液接觸感染 (如性伴侶有 B 型肝炎、受污染針具及尖銳物、共用刮鬍刀或牙刷、接受針灸、刺青、紋眉、穿耳洞、靜脈藥癮注射等) 的風險，可考慮接種 B 型肝炎疫苗來產生抵抗力。	一般少有特別反應。最常見的不良反應是注射部位疼痛，其次是輕微的全身不舒服，例如疲倦或頭痛等，只有不到 1% 的人可能會發燒。

如：若出國可能有血液或體液接觸的風險，都建議提早接種疫苗或確認是否有抗體。

5. 黃熱病疫苗

疫苗介紹	副作用
黃熱病是由蚊子叮咬而傳播的疾病，防蚊與接種疫苗是預防黃熱病的最好方式，請注意部分國家規定入境旅客必須接種黃熱病疫苗，並出示國際預防接種證明書。前往高風險地區的旅客且年齡滿 9 個月以上者，都建議接種黃熱病疫苗，建議在出國兩週前接種，接種疫苗後 90% 以上的人可產生長期保護力，不需例行追加接種。	約一到三成的接種者在 5~12 天內可能出現頭痛、肌肉痛、輕微發燒等類似感冒症狀，症狀約數天會自行改善。

如：黃熱病流行國家集中在非洲及拉丁美洲，依照感染的風險程度分為「高風險地區」及「中低風險地區」，請自國際衛生組織網站查詢 (http://www.who.int/ith/en/)。

6. 麻疹腮腺炎德國麻疹混合疫苗 (Measles, Mumps and Rubella; MMR)

疫苗介紹	副作用
MMR 疫苗是用以預防麻疹、腮腺炎、德國麻疹的活性減毒疫苗，其預防效果平均可達 95%以上，然而抗體可能隨著年齡增長而降低。準備懷孕前先施打 MMR 疫苗，接種疫苗後 4 週內應避免懷孕。國內接種時程為出生滿 12 個月以及國小入學前，6~12 個月嬰兒欲出國可提早自費接種。	局部反應不多，接種後一兩週內，少部分接種者可能會有疹子、咳嗽、鼻炎、暫時性關節痛、神經炎或發燒等症。接種後 4 週內應避免懷孕。

如：根據 107 年 3 月疾管署公佈國際重要疫情，印尼、菲律賓、泰國、印度、中國、哈薩克、烏克蘭、剛果民主共和國、幾內亞、奈及利亞、獅子山、法國、英國、羅馬尼亞、希臘、義大利、塞爾維亞共和國都是麻疹第一級注意地區，沖繩與馬來西亞近期也有疫情發生。

7. 傷寒疫苗

疫苗介紹	副作用
只有提供 2 歲以上兒童及成人使用，接種後約兩週可產生保護力，保護力約可維持 2~3 年，如需長時間處在衛生條件不佳的環境，可考慮每 3 年追加接種一劑疫苗。	注射部位的局部反應，如：紅、腫、疼痛；少數人會出現發燒、倦怠、頭痛、關節痛、肌肉痛、噁心、腹痛，通常維持幾天會自行緩解。

如：南非、非洲、泰國、南美洲、中國部分地區

8. 瘧疾預防用藥

預防用藥介紹	副作用
請儘量於出國前 1 個月，先向醫師諮詢，評估感染之風險、預防性投藥之需求。共有 4 種藥物：羥氯奎寧（hydroxychloroquine）、美爾奎寧（mefloquine）、去氧羥四黴素（doxycycline）、Malarone（atovaquone/proquanil），瘧疾用藥的頻率和開始服用及結束服用的時間較為複雜 (有的藥物甚至需提早至兩週前服用，以及返國後持續服用四週等)，而且不同地區國家對於不同藥物可能有抗藥性，因此藥物的選擇，請及早 (至少一個月前) 到旅遊醫學門診，與醫師詳細討論是否需服藥，以及所需服用的藥物。	依據藥物不同，各有噁心、嘔吐、頭痛、頭暈、失眠、食慾不振等現象，就醫時，醫師會判斷是要停止服藥或是可忍受之副作用，繼續服完藥物。

如：南非、非洲部分國家等

9. 狂犬病疫苗

疫苗介紹	副作用
由於暴露前預防接種需注射 3 劑疫苗後（分別為第 0、7 及 21 或 28 天各施打一劑狂犬病疫苗）才能產生足夠的保護力，至少提早 1 個月至旅遊醫學門診諮詢。	少數 (約 1~6%) 的接種者會在打針的地方產生疼痛、紅斑、腫脹和發癢的現象；也有的接種者會產生全身的反應，例如頭痛、噁心、肚痛、肌肉痛和頭暈。

如：南非、非洲、泰國、南美洲、中國部分地區、英國、美國

其他疫苗簡介，請參考衛生福利部疾病管制署網站 (首頁 > 預防接種 > 預防接種專區 > 認識疫苗 > 疫苗簡介 > 1. 旅遊或其他疫苗簡介 2. 國內常規疫苗簡介)。

國際間旅遊疫情建議等級表，請參考衛生福利部疾病管制署網站 (首頁 > 國際旅遊與健康 > 國際間旅遊疫情建議等級表)。

取得國際預防接種證明書（黃皮書）

部分國家規定在入、出境時需出示「國際預防接種證明書」（例如黃熱病、流行性腦脊髓膜炎疫苗或小兒麻痺疫苗等），也就是所謂的「黃皮書」。如果沒有依照規定提供黃皮書，當地檢疫人員可以採取強制檢疫或隔離等措施，甚至拒絕旅客入境，如此一來會大大的破壞了旅遊興致，不可不注意。

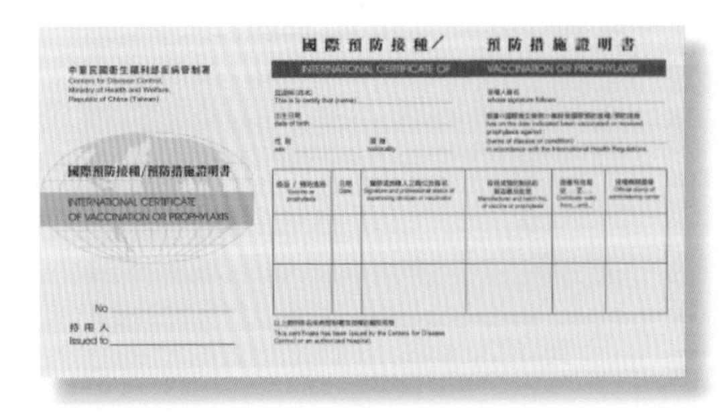
國際預防接種／ 預防措施證明書
INTERNATIONAL CERTIFICATE OF VACCINATION OR PROPHYLAXIS
國際預防接種/預防措施證明書
INTERNATIONAL CERTIFICATE OF VACCINATION OR PROPHYLAXIS
No
持用人
Issued to

我國現用的國際預防接種證明書可至衛福部疾病管制署網站下載使用

INFO 注射疫苗或預防用藥情況

- ☐ 流感季節 → 注射流感疫苗（每年 10 月開始）
- ☐ 高齡長者 → 注射肺炎鏈球菌疫苗
- ☐ 前往非洲或拉丁美洲地區 → 注射黃熱病疫苗
- ☐ 前往非洲瘧疾疫區 → 口服抗瘧疾藥物

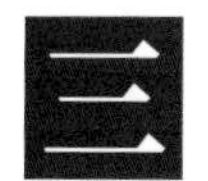

帶上正確的藥保平安

保命救藥這樣帶

你知道藥品也有分級制嗎？

藥品的使用正如民眾看電影一樣規劃分級——限制級、輔導級及普通級；藥品經由衛福部審查後分成「處方用藥」、「指示用藥」及「成藥」三大類。

依衛福部藥品分級規定，藥品的外包裝上需清楚標示「本藥須由醫師處方使用」、「醫師藥師藥劑生指示藥品」與「成藥」等字樣，民眾在自行選購旅遊藥品時，可透過外包裝上的標示來分辨。

1. 處方用藥－限制級

處方藥包含非管制性醫師處方用藥及 1~4 級管制藥品，使用過程需由醫師問診後根據病情開立處方，再由藥師確認處方無誤後調劑之藥品，使用過程需由醫師持續追蹤，大多為健保可給付，例如：糖尿病、高血壓、氣喘、高血脂、精神疾病之處方藥品。而處方藥品的取得皆需持有醫師處方箋並於醫院藥局或合法的健保藥局由藥師親自調劑後始可取得，出國時所攜帶的慢性病用藥皆屬之。

2. 指示用藥－輔導級

凡藥品藥性溫和，不需經由醫師處方，但需經由醫師或藥師推薦後可自行購買使用，並指導使用方法，才可於藥局或藥事人員執業的處所內購買之藥品 。

3. 成藥－普通級

成藥分成甲類及乙類兩種。差異性為甲類成藥需於領有藥商許可證的店家始可取得，乙類成藥於零售商店就可取得，成藥是經過長期應用確認有療效、藥性緩和、品質穩定、耐久儲存、對身體無蓄積性、副作用輕微且能預期，安全性較無爭議之藥品。

用於預防或自癒之症狀如胃腸藥、防蚊液及消毒藥水等，民眾可自行參酌藥品仿單（藥品使用說明）上之適應症、用法用量、注意事項等相關說明使用，屬於自我醫療的藥品。

依病情需要由醫師看診後開立
糖尿病、高血壓、高血脂、精神科疾病等藥品、管制藥、抗生素
外出旅遊前可依個人身體狀況，經醫師或藥師推薦使用
感冒止痛退燒藥、止咳藥、鼻塞藥、流鼻水、過敏、暈車、暈船、 維生素、制酸劑、止瀉劑、瀉劑、部分外用藥
可自行前往藥局購買
綜合感冒膠囊、抗疲勞眼藥水、防蚊液、痠痛貼布、胃藥嚼錠、抗菌清潔液

看清楚再買！認識藥品身分證

在臺灣不論臺灣製造或國外進口，都必須先向衛福部申請查驗登記，經衛福部核准後發給「藥物許可證」，方可製造或輸入。在選購藥品時需注意外盒或包裝上清楚的藥品許可證號標示。民眾可透過衛福部食品藥物管理署網站（https://www.fda.gov.tw/mlms/H0001.aspx）進一步掌握藥品來源、成分、適應症、用法、禁忌、注意事項等相關藥品資訊。

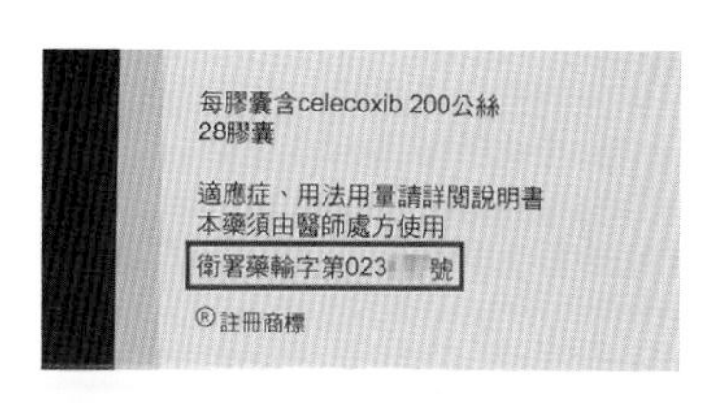

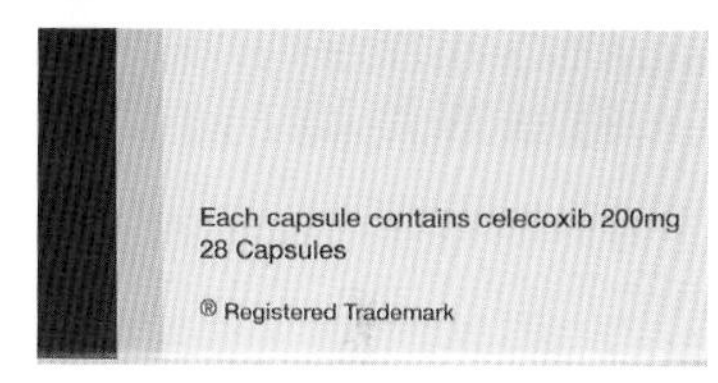

通常藥字號在包裝側面或背面（圖片作者提供）

藥品許可證號標示說明：

- 臺灣製藥品標示方式——衛部藥字（衛署藥字）第 000000 號
- 國外合法輸入的藥品標示方式——衛部藥輸（衛署藥輸）第 000000 號
- 成藥標示方式——衛部成製（衛署成製）第 000000 號

每種藥品的服用方法及注意事項都不相同，因此在準備出國備藥時要特別詢問藥師或仔細閱讀藥品說明書，建議將用法書寫於藥盒外避免遺忘。

出國旅遊時除了準備藥品外，經常會攜帶零食、泡麵等食物，許多人習慣將兩者一起打包，但是很多藥品外觀和糖果很像，孩童容易誤食，因此建議「藥物與食物一定要分開存放」，並在外觀標示為藥品，避免誤食狀況發生。

藥局買藥不可不知！非處方藥物 (OTC Drugs : Over-The-Counter Drugs) 成分

國外買藥也不怕！常見非處方藥物 (OTC Drugs) 症狀適用英 / 日文成分表

在旅行過程中由於各地藥品之商品名不見得可以辨別，所以下面列出常見的非處方藥物成分表，直接帶著它去藥局購買也可以喔！

症狀	適用成分	症狀	適用成分
解熱鎮痛	Acetaminophen アセトアミノフェン Diclofenac ジクロフェナク Ibuprofen イブプロフェン	鼻塞流鼻水	Clemastine fumarate クレマスチンフマル酸塩 Carbinoxamine maleate マレイン酸カルビノキサミン Belladonna total alkaloid ベラドンナ総アルカロイド
止咳	Dihydrocodeine phosphate ジヒドロコデイン酸塩 Noscapine ノスカピン Dextromethorphan hydrobromide 臭化水素酸デキストロメトルファン	化痰	Potassium guaiacolsulfonate グアヤコールスルホン酸カリウム Lysozyme hydrochloride リゾチーム塩酸塩 Bromhexine hydrochloride ブロムヘキシン塩酸塩 Guaifenesin グアイフェネシン

※ 各國法規不同，OTC 成分略有不同

Check ！「旅行用藥包」建議攜帶藥品項目確認表

確認	項目	藥品種類	特別說明
□	內服旅行常備用藥	暈車藥、止痛藥、綜合感冒藥、胃腸藥、止瀉藥…等	• 建議可攜帶旅遊天數的藥品。 • 旅行後未使用，請注意存放環境。
□	外用旅行常備用藥	防蚊液、萬用創傷藥膏、提神精油、OK 蹦、痠痛藥膏、貼布…等	
□	慢性病用藥	依照病情攜帶醫師開立之用藥	• 出國前再次確認藥品用量是否足夠。 • 多攜帶 2 天藥量備用。 • 藥品準備兩袋分裝，一份放在隨身背包，另一份放在行李箱。
□	個人用藥紀錄		
□	隨身攜帶的用藥過敏卡		

藥物與酒類不可同時服用！

在旅遊的行程中經常會有安排參觀酒廠、酒莊或至酒吧遊玩的機會，但是酒飲中所含的酒精和許多藥物容易發生交互作用。嚴重的話會發生藥物過敏反應，常見的過敏反應包含皮膚紅腫、搔癢、起水泡，口腔容易造成潰爛及破皮，眼睛會紅、腫等問題，少部分還可能有發燒產生。

你有使用以下藥物嗎？

有的打「✓」，切忌同時又喝酒又吃藥

	藥物種類	藥物和酒同時服用的副作用
□	糖尿病患者服用的磺醯尿素類降血糖藥	增加低血糖的機率
□	部分抗生素	低血壓及噁心嘔吐
□	中樞神經作用劑	使鎮靜及嗜睡作用加強
□	憂鬱症、躁鬱症患者服用的抗憂鬱、抗癲癇及抗精神藥物	嗜睡、精神不濟或運動能力降低

最常準備的藥品——綜合感冒藥

感冒藥是旅遊最常攜帶的藥品，當出國時遇到流鼻水、咳嗽、喉嚨痛、發燒、吞嚥困難等症狀時，可以考慮將預先準備的綜合感冒藥拿出來使用。記得在旅遊準備藥品時只需選用一種即可，如同時購買多種且同時服用，易造成「劑量過重」或「重複用藥」的問題。

使用綜合感冒藥小常識

一般感冒大都是病毒所引起，治療上主要還是以「減輕症狀」為主。在臺灣綜合感冒藥大多屬於指示藥，不一定需要醫師處方，因此，除遵守指示用藥的標示和說明書之說明外，最好經由醫師或藥師指導才服用；若有選購或服藥的疑問，也應該請教藥師。特別注意的是，治療病毒的克流感（Tamiflu）及瑞樂沙（Relenza）屬於醫師處方藥，切記民眾不可自行購買服用。

只要連續使用綜合感冒藥超過 3 天，感到症狀無法改善或緩解，需注意是否有其他的因素，因此要立即就醫治療。而 3 歲以下的孩童則不建議自行使用綜合感冒藥，因為在臺灣綜合感冒藥主要是依成人的體重來調配劑量，嬰幼兒體重較輕，務必就醫看診，不可隨意使用藥品。

常見的綜合感冒藥成分組合

症狀	治療的藥物	症狀	治療的藥物
鼻塞	外用鼻噴劑、擬交感神經作用劑	喉嚨痛	Acetaminophen 非類固醇類抗發炎藥（NSAID）※
流鼻水	抗組織胺藥物	咳嗽	抗組織胺藥物、支氣管擴張劑
打噴嚏	抗組織胺藥物		

※ NSAID:Non-Steroidal Anti-Inflammatory Drug

購買「保健食品」失心瘋前的注意方法

真的「多買多益善」？消費者迷思大破解！

在國內外旅遊時經常有機會接觸到保健食品，尤其是國人到日本旅遊時免不了走進藥妝店大肆採購一番，但真的是吃多補多嗎？會不會跟藥物一樣有使用過量的問題呢？這裡針對保健食品成分、功效及大多數人對保健食品經常有的迷思做出說明，思考我們自身真正需要的是什麼項目，進一步諮詢醫師與藥師，才是正確的作法喔！

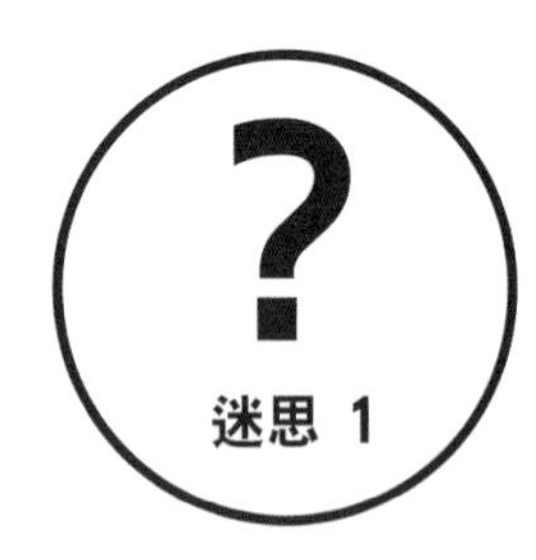

保健食品改變劑型或添加成分可增加療效嗎？

坊間許多廠商為提高健康食品售價，經常添加特殊成分或改變劑型而宣稱增加療效，如將葡萄糖胺（Glucosamine）添加軟骨素，宣稱可加強預防關節炎效果，或由膠囊改為水劑，使用方法改為用喝的，即宣稱可以增加吸收，殊不知大部分的保健食品不屬藥品，僅有輔助之功效，因此廠商添加成分或改變劑型而提高售價，對食用者而言療效是有限的。

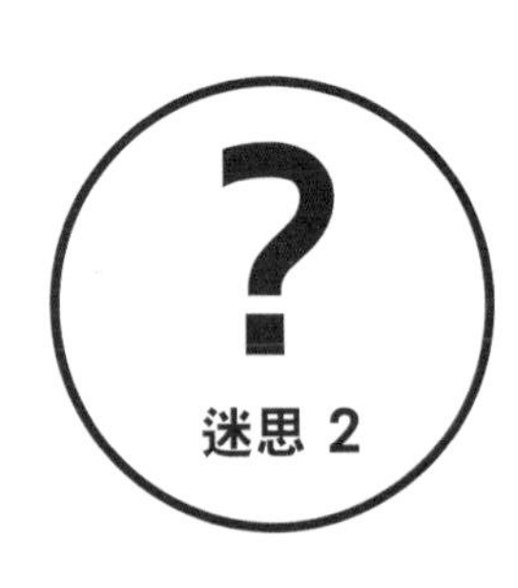

「進口」與「昂貴」效果當然比較讚？

臺灣民眾喜歡購買歐美或日本製造的保健食品，因為民眾一般都選擇相信「貴」及「進口」代表效果佳。其實，國外保健食品在臺灣進口販售，經附加廣告及相關費用後都非常昂貴，當在國外旅遊時，旅行團會帶民眾至免稅商店購買，在免稅商店會給予民眾好便宜的印象而大肆採購，在此提醒民眾在國外購買保健食品時，可以先做功課，另外保健食品也有保存期限，因此不要因為比臺灣便宜而大量採購，保健食品也是可能因過期而傷身。

入境旅客攜帶自用藥物限量表

自用藥物及錠狀、膠囊狀食品		
類別	**規定**	**備註**
西藥	1. 非處方藥每種至多十二瓶，合計以不超過三十六瓶為限。 2. 處方藥未攜帶醫師處方箋(或證明文件)以二個月用量為限。處方藥攜帶醫師處方箋(或證明文件)者不得超過處方箋開立之合理用量，且以六個月用量為限。 3. 針劑產品須攜帶醫師處方箋（或證明文件）。	1. 旅客或隨交通工具服務人員攜帶自用之藥物，不得供非自用之用途。 2. 旅客或隨交通工具服務人員攜帶之管制藥品，須憑醫療院所知醫師處方箋(或證明文件)，且以六個月用量為限。 3. 藥品成分含保育類物種者，應先取得主管機關(農委會)同意始可攜帶入境。 4. 回航船員或航空器服務人員，其攜帶自用藥品進口，未攜帶醫師處方箋或證明文件，其攜帶數量不得超過表訂限量二分之一。 5. 我國以處方藥管理之藥品，如國外係以非處方藥管理者適用非處方藥之限量規定。 6. 本表所定之產品種類：瓶（盒、罐、條、支、包、袋）等均以「原包裝」為限。
中藥材及中藥製劑	1. 中藥材每種至多一公斤，合計不得超過十二種。 2. 中藥製劑(藥品)每種至多十二瓶(盒)，合計不得超過三十六瓶(盒)為限。 3. 於前述限量外攜帶入境之中藥材及中藥製劑(藥品)，應檢附醫療證明文件(如醫師診斷證明)，且不逾三個月用量為限。	
錠狀、膠囊狀食品	每種至多十二瓶（盒、罐、包、袋），合計以不超過三十六瓶（盒、罐、包、袋）為限。	
隱形眼鏡	單一度數六十片，惟每人以單一品牌及二種不同度數為限。	

※ 表格資料參考：財政部關務署（參考時間：107.06）

旅途中的疾病應對方法

PART 03

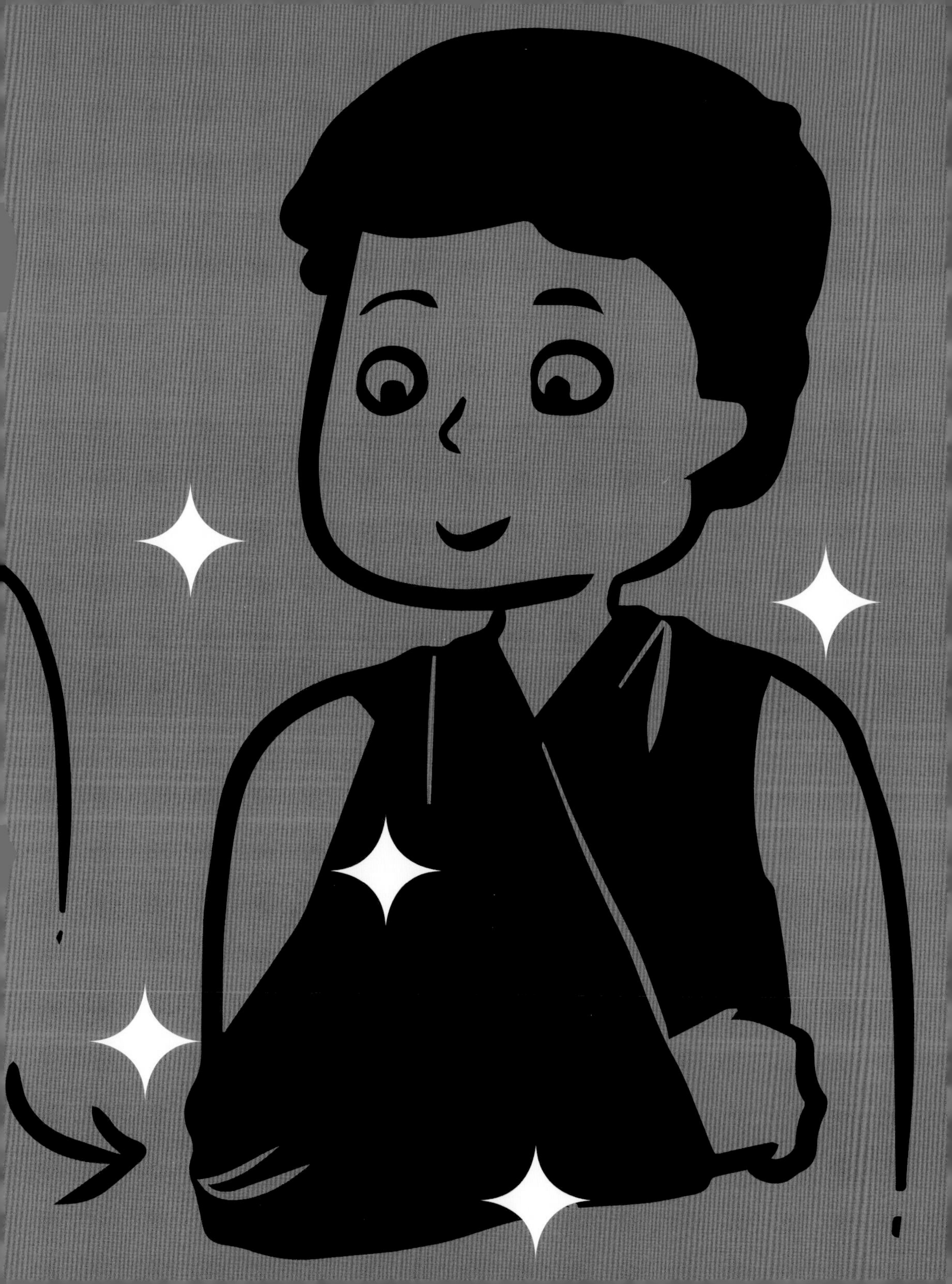

你適合搭飛機嗎？

搭機時的注意事項

【BEFORE】為了讓出遊更順心如意，以下我們將以 1. 搭機 2. 出國兩部分來說明疾病的預防與因應方法。

搭機時影響健康的因素

搭乘飛機旅行特別是長途航班，可能會讓旅客面臨一些健康的風險，尤其是原本就有健康問題或已接受疾病治療中的旅客們。如果搭機前能事先規劃並採取一些簡單的預防措施，即可將旅程中相關的健康風險降至最低。而可能造成搭機旅客身體不適的因素及預防措施有以下三項：

1. 機艙內的氣壓

一般民航機通常飛行在約 9,000~13,000 公尺（約 30,000~42,000 英呎）的高度，由於高空的氣壓低，機艙內雖然有加壓，但客艙內的氣壓仍較平地為低。大約等同於人爬到海拔 1,800~2,400 公尺高山上的氣壓一樣。此時，氣壓低，空氣比較稀薄，會導致人體血液中血紅素的帶氧量降低（缺氧）。健康的旅客通常還可耐受，**但對於有血液疾病（例如貧血，特別是鐮狀細胞性貧血）、呼吸和心血管系統疾病的人**，以及身體處於特殊狀況的人影響較大。

要特別注意的對象：
・患有血液疾病（例如貧血，特別是鐮狀細胞性貧血）的人
・有呼吸和心血管系統疾病的人

・如何預防

① 建議穿著舒適寬鬆的衣服。

② 適量飲食、減少飲用碳酸飲料與酒類。

③ 建議隨身攜帶常備藥品到機艙內。

④ 有血液、呼吸或心血管系統疾病的人，出國前最好先詢問醫師，若需自行攜帶氧氣或需要由航空公司提供機上氧氣供應設備的旅客，事先要與航空公司聯繫，航空公司可能要求提供醫療院所開立之適航證明。

⑤ 24 小時之內做過潛水作業者，建議避免搭機。

2. 氣體膨脹或收縮

飛機在上升的過程中，因機艙內的氣壓減小導致氣體膨脹，許多旅客會感覺空氣從中耳和鼻竇逸出，而有「啵」的爆音；而當飛機在高度下降時，機艙中增加的氣壓使得氣體收縮，空氣必須流回中耳和鼻竇以平衡壓力，這時耳朵或鼻竇可能會感覺到有阻塞感。這通常不是嚴重的問題，因為壓力差很快可經由耳咽管、鼻腔的空氣流動而達到平衡，**旅客也可透過吞口水、嚼口香糖、打呵欠、「Valsalva Maneuver 捏鼻鼓氣法（手捏住鼻子、嘴巴緊閉用力鼓氣）」等方式，來加速壓力的平衡。**

嬰兒因耳咽管尚未發育成熟，會比成人更容易出現不適症狀，家長可在飛機起降的時候餵奶或給予奶嘴刺激其吞嚥、吸吮的動作，以幫助其平衡壓力。

當耳朵或鼻竇感染發炎時，可能因無法平衡壓力差造成持續性耳痛，甚至造成創傷，此時，可以在飛機起降前使用**緩解鼻塞和黏膜充血腫脹的藥物或鼻噴劑，來改善症狀。**

機艙內的低壓也會讓腸胃道內的氣體膨脹，有時會有噁心、腹脹及腹痛的感覺，通常腹脹、腹痛的程度與飛機上升的高度、腸胃道內的含氣量和通暢性等因素有關，但大多症狀非常輕微，可經由腸胃蠕動、嗝氣或排氣得到緩解。

要特別注意的對象：
・嬰兒
・中耳或鼻竇感染發炎的人

・如何預防

① 登機前及在機上可減少進食量、避免食用過多產氣的食物及飲用碳酸飲料。產氣食物如：豆類、全穀類、洋蔥、蘆筍、青椒、蘿蔔、芹菜、地瓜、芋頭、玉米、香蕉、杏桃、蜜棗乾等食物及添加山梨糖醇（Sorbitol，一種甜味劑）的口香糖、飲料和甜點等。

② 平時沒有吃高纖飲食習慣者，避免突然大量攝取富含纖維的食物，以免造成脹氣及不適。

提醒 POINT 各種食物攝取後的產氣量因人而異，與個人腸道中的菌相平衡有關，每個人都可經由嘗試中學習瞭解自己身體的可耐受程度，以免過度限制飲食，影響營養素的攝取。

③ 有乳糖不耐症者，要避免喝牛奶或吃乳製品，以免其中的乳糖會造成脹氣或腹瀉。

④ 搭機前 1 天要注意正常排便，以維持腸道通暢。

⑤ 出發前 1~2 週，建議可服用益生菌來調整腸道菌叢。

⑥ 近期若有腹腔手術者可能會有嚴重的不適症狀，建議應諮詢原主治醫師是否適合搭機，若外觀有明顯手術或治療情形，航空公司可能要求提供適航證明。

3. 機艙內溫溼度

機艙都設有空調設備，一般控制溫度在 20~24℃左右，這是比較適宜的溫度，但長時間搭機仍可能覺得有些涼意，建議隨身帶件薄外套保暖，當然，飛機上亦備有薄毯可以向空服人員索取使用。機艙內的溼度很低，通常小於 20%（臺灣各地的平均溼度約 70% 以上），乾燥的空氣會使得口腔、喉嚨、眼睛和皮膚感到乾澀不適，建議做好保濕步驟。

要特別注意的對象：
· 對氣溫較敏感的人
· 皮膚與眼睛敏感的人

· 預防措施

① 事先準備保濕噴霧、保濕乳液（攜帶上機注意不可超過 100 毫升／瓶，建議可購買小瓶子先行分裝或直接購買旅行組）等，維持皮膚滋潤。

② 長途旅行建議戴一般眼鏡，儘量不要配戴隱形眼鏡，以減輕或防止眼睛的不適。

③ 可帶不含防腐劑的鼻鹽水噴劑，以潤濕鼻腔。

④ 雖然目前並無證據顯示機艙內的低溼度會引起體內脫水，飲水量不需要比平時多（正常成年人 30~35 毫升／公斤體重），但因機艙內空氣乾燥易致口乾，建議旅客少量多次飲水以保持口腔溼潤。請記得一定要帶空的水瓶或保溫瓶，在通過機場安檢後，候機處都設有飲水機，可將水瓶裝滿再上飛機，在飛機上也可以請空服人員協助持續補充飲水。

⑤ 咖啡因和酒精具有利尿效果，會增加水分的排出，長途飛行中建議節制這些飲料的飲用量。

搭機前應特別注意的對象

※ 文字資料參考：衛福部疾病管制署

一般如果有符合以下身體狀況的旅客，疾管署建議應暫緩搭機，如有搭乘的必要，應先諮詢醫師，並取得醫師開立的「適航證明書」。

- 出生 48 小時內的新生兒。
- 孕婦懷孕 36 週以上。（通常 28 週以上就需醫師開立適航證明）
- 近期有心肌梗塞、不穩定心絞痛或中風。
- 處於活動期的任何傳染疾病人者，例：開放性結核病人、麻疹傳染期患者。
- 精神疾病人者尚未獲得良好控制。
- 嚴重慢性肺部疾病或氣胸尚未恢復者。
- 減壓症（潛水夫症）尚未恢復者。
- 外觀有明顯手術或治療情形（剛打了大面積石膏的病人，可參考 p.060）

搭機常見的疾病

搭機時因為壓力溫溼度的改變、久坐姿勢的影響，再加上長時間處在密閉空間，很容易造成「動暈症（Motion Sickness）」、「深層靜脈血栓（Deep Vein Thrombosis, DVT）」，或抵抗力低者被傳染感冒等疾病。

1. 動暈症

動暈症是一種平衡系統受到干擾或失調而產生的症狀，由於內耳的平衡器官主要經由視覺和其他部位發出的訊息以維持平衡，而當內耳接收到的訊息與眼睛接收到的不同時（例如：身體處於靜止狀態，但眼睛卻察覺到移動），視覺與內耳前庭的感覺發生暫時性衝突，就會發生動暈症。動暈症最常發生在海上，搭乘其他交通工具或搭乘飛機時，也有可能發生，也就是我們常說的暈船、暈車、暈機。

動暈症症狀包括：腸胃不適、噁心反胃、嘔吐、眩暈、面色蒼白及冒冷汗等。雖然現在的大型客機飛行都已算平穩，但還是有些旅客會發生暈機的情形，**尤其以2~12 歲的兒童、孕婦及經期期間婦女、有偏頭痛病史者為容易暈機的族群。**另外，出門前 24 小時有**宿醉、疲勞、焦慮、睡眠不足或腸胃不適**，出發前**吃太飽、吃太多油膩或辛辣的食物、喝太多碳酸或酒精飲料**，也都是影響的因素。

要特別注意的對象：

- **年齡為 2~12 歲的兒童**
- **孕婦及經期期間婦女**
- **有偏頭痛病史的人**
- **出發前 24 小時有宿醉、疲勞、焦慮、睡眠不足或腸胃不適者**
- **吃太飽、吃太多油膩或辛辣的食物、喝太多碳酸或酒精飲料的人**

· 預防措施

① 出發前 24 小時儘量不要吃油炸、油膩、重辣或重鹹的飲食，也要避免起飛前大吃大喝或空著胃上飛機，以減少腸胃的負擔。

② 登機前 24 小時內及航程中，節制含酒精飲料及含咖啡因飲料的飲用量。

③ 購票時可選擇相對較平穩的位置，例如：船中央的位置、飛機機艙中段靠機翼的位置、汽車前座、巴士中段偏前的位置，如果能掌握移動的動向，也比較不會發生動暈症。

④ 靠窗座位可使人集中視線在地平線上或固定於遠處的某一個定點，或閉上眼睛放鬆、休息，身體儘量保持靜止，避免快速的頭部轉動動作。

⑤ 航行中不要近距離看書或手機等，因為會加重大腦中混亂的訊號。

⑥ 出發前良好的休息品質，也可幫助身體維持在放鬆的狀態。

⑦ 調整通風口以確保頭部附近有新鮮的空氣流動，呼吸新鮮的空氣，有助於放鬆，且不會感到燥熱。

⑧ 緩慢的深呼吸有助於抑制動暈症，且控制呼吸節奏有助於協同副交感神經系統，使人體保持放鬆和平靜的狀態。

⑨ 聽音樂或和朋友聊天，分散注意力。

提醒 POINT 薑含有薑辣素（6-gingerol）及薑烯酚（6-shogaols）是治療噁心的一種自然療法，有些人嚼薑片、喝薑汁、薑茶或吃薑糖來減緩動暈症的噁心症狀，雖然實證對其效果上仍有爭議，但吃薑是安全的，且薑的成分可幫助消化（促進腸道消化酵素的分泌）並有暖胃效果，出遊時記得隨身帶這個「小幫手」。

· 預防動暈症的藥物

※ 文字資料參考：衛福部疾病管制署

預防動暈症的藥物須提早於搭乘交通工具前 30~60 分鐘服用，否則等到症狀發生才服用則無法發揮效果，目前常用的藥物成分包括**「抗組織胺（Antihistamines）」**和**「東莨菪鹼（Scopolamine）」**兩類。**抗組織胺類藥物是最常見的口服暈車藥**，藥效持續約 4 小時。**東莨菪鹼類藥物有口服和經皮吸收貼片兩種劑型，國內上市的口服藥物大多合併抗組織胺成分**，同樣需提早 30~60 分鐘服用，藥效持續約 6~8 小時；貼片則應在行前 4~8 小時貼在耳後無毛髮的皮膚表面，藥效約能維持 3 天，適合長時間搭乘郵輪的旅客。建議行前可諮詢藥師或醫師，非處方藥物可至藥局購買，亦可請家庭醫師開立適合自己的藥物處方。

2. 深層靜脈血栓

搭乘飛機或長途交通工具時，**因久坐不動約 4 小時以上，容易造成血液流速減緩**，致使腿部深處的靜脈形成血栓，稱為深層靜脈血栓。深層靜脈血栓較易發生在小腿部位，而大多數的小型血栓不會造成任何症狀，身體能夠逐漸分解凝塊，沒有長期的影響；但若血栓較大，造成靜脈阻塞影響血液的供應，會出現腿部局部的發炎症狀：紅、腫、痛。當旅客抵達目的地開始活動時，血栓可能斷裂剝落，如果隨著血液循環到肺部則會造成肺血栓（Pulmonary Embolism），引起胸悶、胸痛、呼吸短促，情況嚴重時可能會致死。

若旅客有深層靜脈血栓、肺血栓病史或家族史、懷孕、近期開刀、凝血異常、癌症、服用口服避孕藥或其他荷爾蒙藥物、肥胖者，發生深層靜脈血栓的風險較高，長時間飛行前可先諮詢醫師建議。

要特別注意的對象：

- 有深層靜脈血栓、肺血栓病史或家族史的人
- 孕婦
- 近期開刀過的人
- 凝血異常、癌症患者
- 服用口服避孕藥或其他荷爾蒙藥物的人
- 肥胖者

· 預防措施

① 建議搭機時每 2~3 小時最好起身走動 3~5 分鐘，或動一動伸展雙腿，但因飛機上空間的限制及安全考量，也可在座位上進行一些簡易的腿部活動，例如：提腳板、腳踝旋轉、墊腳尖、提腳尖、抬腿、雙腳打水等運動，有助於血液循環。

② 坐時勿交叉雙腿，手提行李不要放置在限制腿和腳活動的地方。

③ 避免穿著緊身衣褲，阻礙骨盆及下肢血液回流。

④ 適當的運動，抽菸者應戒菸。

⑤ 肥胖者應減輕體重。

· 預防深層靜脈血栓的藥物

有深層靜脈血栓高度風險的旅客（例如：曾發生過深層靜脈血栓症或有凝血異常的人）可諮詢醫師是否需要使用抗凝血藥物，例如：阿斯匹靈（Aspirin），但切勿在未經醫師指示下自行用藥。

3. 感冒

衛福部疾病管制署表示，經飛航旅行造成傳染性疾病散播的危險性極低，因為大型航機機艙內的空氣換氣頻率是每小時 20~30 次，再循環的空氣量可以達到 50%，且再循環的空氣會經過高效率空氣微粒子過濾網（High-Efficiency Particulate Air, HEPA）過濾，可去除大多數的致病源。然而，旅客被傳染到感冒的機會仍然較高，飛機上乾燥的空氣是主要的原因。正常鼻腔內的纖毛需要比較濕潤的擺動環境，正常的纖毛擺動可以初步就阻絕較大型的病菌入侵體內。機艙內的空氣溼度極低，鼻腔黏膜易乾燥，會讓病菌輕易的進入呼吸系統，如果旅客的免疫力較差，則被傳染的機率是非常大的。

· 預防措施

① **多喝水：**保持充足的水分可以提高人體的免疫力。鼻鹽水噴劑也是個好選擇，可保持鼻腔的濕潤，減少病菌的入侵。飛行期間小量多次的喝水，可能比在飛行前或飛行期間一次喝大量的水更有效。此外，適量飲用溫熱開水是保持正常黏膜功能的好方法，因為除了提供水分外，亦可提供水蒸氣，保持喉嚨和鼻腔的濕潤。

② **保持手部清潔：**因為手通常是第一個與病菌接觸的部位，舉凡座位的扶手、餐桌、電視遙控器等，都可能有病菌的存在。所以，每次用餐前和航行結束後洗手非常重要。當然，在機艙內經常走動去洗手幾乎是不可能的事，建議攜帶一小瓶不超過 100 毫升的酒精乾洗手液，使用時，將乾洗手液搓揉至完全揮發（約需 15~20 秒），即可發揮作用，70% 的酒精可降低 99.7% 的微生物含量。

③ **保持口腔衛生：**保持口腔清潔亦可降低病菌感染的機率，飛行期間使用殺菌漱口水可以增加另一層保護，同時幫助保持喉嚨潮濕。

④ **補充高劑量的維生素 C：**美國衛生研究院（National Institutes of Health, NIH）表示，雖然沒有一致性的研究數據顯示攝取高劑量的維生素 C 可以預防感冒，但高劑量的維生素 C 可以減少感冒症狀的嚴重性或持續時間，建議可在出發前兩天開始多吃些富含維生素 C 的食物。

⑤ **戴口罩：**美國衛生研究院指出，飛沫傳播是感冒病毒感染的重要管道之一，「戴口罩」是一個有效的預防策略。

如何聰明選擇飛機餐？

飛機餐也能客製化

一般航空公司的機票都含餐點費，然而若是搭乘廉價航空，則票價是不含餐點的，餐點需另外付費購買且單價不算便宜，部分的廉航還有禁止外食的規定，最好訂機票時查閱網站詳細規定。至於飛機上的餐點可不可口，各家的評價不同，也是航空公司用來吸引旅客的一項服務。飛機在高空中，機艙內的氣壓降低，溼度只有不到 20%，根據德國的一項研究發現，在乾燥和低壓的共同作用下，味蕾對甜味和鹹味食物的敏感度會降低約 30%；所以，為了讓餐點嘗起來更有味道，空廚在設計及烹煮航空餐點時，口味必須稍微重一點，加入的鹽和調味料會多於地面上的餐點。

另外，除了一般的餐點外，航空公司也有針對健康狀況、宗教信仰或有特別飲食限制的旅客，提供特別餐點的服務，預定特別餐點要在班機起飛 24 小時之前，於各航空公司的網路上選餐（網上選餐僅提供部分餐點可預訂）或向航空公司訂位組預訂，航空公司收到乘客的餐點需求後轉通知空廚，空廚就會依據需求製作餐點送上飛機。

除了飛機餐，其實自己也可以攜帶小點心上機享用，但因為坐飛機基本上屬於長時間靜態不動，消耗的卡路里較低，儘量選擇低熱量又有飽足感的食物為佳。

※ 提醒：若想帶些新鮮水果在飛機上吃是可以的，但是有些味道太強烈的水果（例如：榴槤）可能會被禁止帶入機艙內。切記必須在下飛機前吃完，因為新鮮水果是不能帶入境的。建議準備一個中小型的密封保鮮盒或夾鏈帶，以方便旅途中隨身攜帶小點心或食品開封後的保存使用。

國際航空運輸協會（International Air Transport Association, IATA）所列常見特別餐

類別	中文名稱	英文名稱	代碼	餐點特點說明
素食餐	印度式素食	Vegetarian Hindu Meal	AVML	印度風味素食餐點；不含肉類、魚類、海鮮類、家禽及蛋類，但含少數乳類製品。
	嚴格印度素食	Vegetarian Jain Meal	VJML	耆那教印度風味素食；不含肉類、魚類、海鮮類、家禽、蛋類及乳類製品，且不含根莖類植物、薑、蔥類、蒜類等。
	嚴格西式素食	Vegetarian Vegan Meal	VGML	西式烹調；不含肉類、魚類、海鮮類、家禽、蛋類及乳類製品的嚴格素食食物。
	西式奶蛋素食	Vegetarian Lacto-ovo Meal	VLML	西式烹調；不含肉類、魚類、海鮮類及家禽，但可含乳類製品、雞蛋。
	中式素食	Vegetarian Oriental Meal	VOML	中式烹調；不含肉類、魚類、海鮮類、家禽、蛋類及乳類製品，且不含蔥類、蒜類、韭菜等香辛類蔬菜。
	生菜素食	Vegetarian Raw Meal	RVML	提供未經烹煮的生鮮蔬果。

宗教餐	印度教餐	Hindu Meal	HNML	提供不含牛肉及豬肉的餐點。
	猶太教餐	Kosher Meal	KSML	提供符合猶太教飲食律法及習俗規定製備之餐點。
	伊斯蘭教餐	Moslem Meal	MOML	提供不含豬肉或酒精成分的餐點。
病理餐	溫和餐	Bland Meal	BLML	適用於腸胃不適的患者。 避免全穀類、高纖維蔬果、核果類等食材，烹調方式以蒸、烤及煮為主，不使用刺激性調味品（胡椒粉、辣椒粉）、酒類及咖啡因。
	糖尿病餐	Diabetic Meal	DBML	適用於不論是否需要依賴胰島素的糖尿病患者。 提供低脂肪、高纖維、不添加糖的飲食。
	無麩質餐	Gluten Intolerant Meal	GFML	適用於對麩質過敏者。 餐點不含小麥、蕎麥、黑麥、燕麥、裸麥、大麥、小麥麵粉、麵包或任何麵粉類製品。
	低熱量餐	Low Calorie Meal	LCML	適用於需要限制熱量攝取者。 提供低脂肪、高纖維、不添加糖的低熱量餐點。
	低脂肪餐	Low Fat Meal	LFML	適用於需要限制脂肪者。 採用低脂肪／膽固醇、高纖維之食材，並利用水煮、蒸、烤等烹調方式。

病理餐	低鹽餐	Low Salt Meal	LSML	適用於需要限制鈉（鹽的主要成分）攝取者。 不使用加工、醃製、罐頭等含高鹽份的食材，餐點製備過程中不添加鹽、味精，清淡調味。
	無乳糖餐	No Lactose Meal	NLML	適用於乳糖不耐症者。 餐點不使用含任何乳製品之食材。
嬰幼兒餐	嬰兒餐	Baby Meal	BBML	適用於 2 歲以下嬰幼兒餐點。 提供奶粉、水果泥、蔬菜泥等嬰兒食品。 注意：因奶粉需區分不同嬰兒階段，且並非所有航空公司皆有提供奶粉，為避免嬰兒因換奶粉不適應而腹瀉，建議自行準備。
	兒童餐	Child Meal	CHML	專為 2 歲至 12 歲兒童而設的餐點。
其他	水果餐	Fruit Platter Meal	FPML	餐點使用數種季節水果組合。
	海鮮餐	Seafood Meal	SFML	餐點內容使用魚類或海鮮類。
	無牛肉餐	No Beef Meal	NBML	提供不含牛肉的餐點。

針對特殊狀況旅客建議事項

有些特殊狀況的旅客，必須在身體條件或時間允許下才能搭乘飛機，以下的建議可做為一般性參考，但每個人健康狀況不一，建議仍應諮詢平日提供照護的醫師或其他專業人員較為保險。

※ 文字資料摘錄：衛福部疾病管制署

1. 糖尿病

機上供餐時間是配合飛行目的地時差而調整的，與糖尿病患者的用餐時間會有不同，建議可**攜帶小包裝點心或糖果**，以免低血糖發生。需注射胰島素的患者，應先諮詢醫師**是否須調整胰島素**注射的劑量及時間。

2. 癲癇症

低氧環境、不定時進食、失眠和時差都有可能會增加癲癇的機會，有癲癇症病史的旅客要乘坐飛機，**建議與熟悉自己健康狀況的旅伴同行，或事先知會空服人員。**

□ 若發生癲癇時，請尋求機上醫護人員協助，初步以維持呼吸道通暢，勿強行於口中置入硬物，必要時可以使用機上氧氣，同時記錄發作時間與頻率等。

3. 骨折

因骨折而打石膏的旅客（尤其是下肢），建議訂機位前要選擇有較大伸展、移動空間的座位，避免血液滯留引起深層靜脈血栓形成，部份骨科醫師建議，剛打了大面積石膏的病人，**至少延後 48 小時後再搭乘飛機**。

4. 牙齒治療

如果平時有牙齒的問題，**最好在搭機前數週就完成治療**。因為蛀牙和牙科手術會使牙齒和填料間藏有一些小氣泡，當飛行時，這些氣泡會因低氣壓而膨脹，造成疼痛。

5. 近期有開刀史

因為有些手術會使體腔內進入額外的氣體，例如腹腔手術、眼球手術（包含視網膜剝離治療手術）等，近期曾經開刀的旅客們，最好在計畫旅行時，**諮詢原本的主治醫師是否適合搭機。**

6. 會受到機場安檢措施影響的人士

心律調節器可能會受到干擾，使用針劑藥物的旅客可能在登機安檢時被攔截，隨身攜帶的管制藥品（如嗎啡類止痛、鎮定藥物）也可能需要特殊申報，有這類情況的旅客建議應先諮詢航空公司，**隨身攜帶病歷摘要、處方箋等醫師證明文件。**

7. 傳染性疾病

目前的研究顯示，在飛航過程中造成傳染性疾病散播的危險性極低，但旅客仍應遵守國外當地的衛生政策及法規，例如確診麻疹等高傳染性疾病，請**務必暫緩搭機行程。**

8. 潛水

因為飛行和潛水都是屬於壓力變化極大的行為，為了減少發生減壓症（潛水夫症）的風險，潛水者應該避免在潛水後的 12 小時內搭飛機，**如果多次潛水，則建議至少應間隔 24 小時再搭機**，如果已出現減壓症症狀，應暫緩搭機。

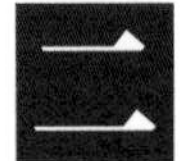

人在異鄉也有辦法

在國外的疾病預防對策與處理方法

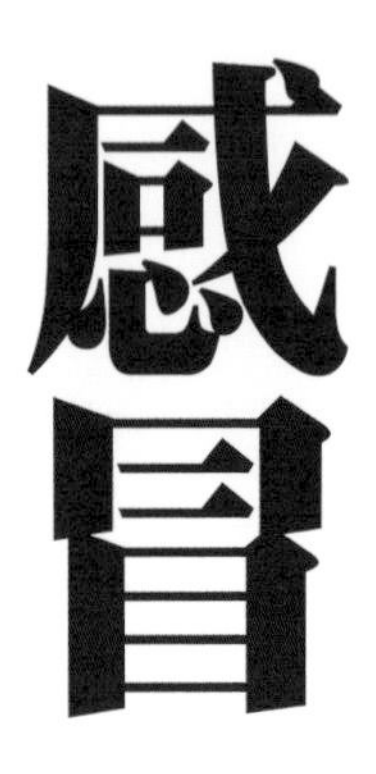

Before

好不容易捱到假期開始，滿心期待出國遊玩，卻因為一時難以掌握氣候變化而身體欠佳的情況不算少見。旅遊疾病中最常見的就是「感冒（Cold）」，也就是上呼吸道感染，大部分都是由病毒感染所引起的，是屬於「自限性的疾病」，意思是：「疾病在發展到一定程度後能自動停止，並不需特殊治療，靠自身免疫系統就可自行痊癒。」就算不吃藥，短則 2~3 天，長則 1~2 週就會自癒，但那些附帶症狀可是會大大減低遊興。

曉莉去有韓國蜜月勝地之稱的濟州島旅行，夏天萬里無雲的晴朗天氣，陽光照得她眼睛都快睜不開。豔陽高照的天氣，隨著她到了濟州山上的民宿而改變，山間風大又起霧，晚餐前她就感覺身體有些不適，到了晚上十點多，開始發燒了，同行友人深怕曉莉是染上流行性感冒 H1N1，明天無法登機返台，那可就糟糕了！……預防流感請見 p.065

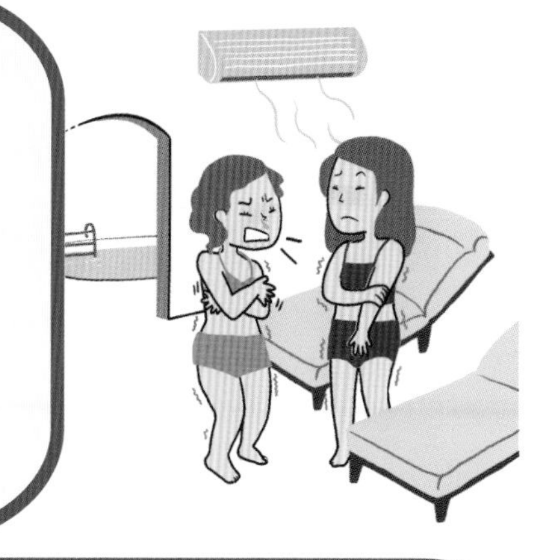

秀芬和好姐妹一行人去泰國普吉島玩，包了獨棟 VILLA，有露天游泳池、私人管家、好幾間美輪美奐的房間，房間陽台可以直接走到游泳池，她們每天都在泳池游個三四遍。秀芬這天在泳池邊做日光浴曬了很久，回到房間覺得超熱，馬上打開冷氣，果然透心涼！但過了半個小時，秀芬「哈啾、哈啾」一直打噴嚏，流鼻水流到衛生紙不離手，「我真的感冒了嗎？」……感冒症狀鑑別診斷請見 p.067

陳先生夫婦到法國旅遊，適逢旅遊旺季，每個熱門景點都塞滿了人潮。凡爾賽宮、羅浮宮、聖母院等都大排長龍。排隊入場時，前面同團的遊客一直不停地在咳嗽，一邊咳還邊跟朋友討論說等下要去吃什麼好料。參觀結束後大家上了遊覽車，陳太太正好坐在方才那位在咳嗽的同行團員前排。離開巴黎的前一天正是陳太太朝思暮想的香榭大道血拼行程，沒想到她卻開始感到喉嚨痛與鼻塞，拖著不適的身體逛街卻一點都開心不起來。……預防呼吸道感染請見 p.068

上呼吸道感染症狀是怎麼發病的？

常見的感冒就是上呼吸道感染，引起上呼吸道感染的病毒包括「鼻病毒」、「腺病毒」、「呼吸道融合病毒」、「冠狀病毒」、「副流感病毒」及「腸病毒」，其中以「鼻病毒」最常見，上述病毒感染造成發燒的症狀在小朋友身上會比成人還常見。

至旅遊熱門景點，養成勤洗手好習慣

一般的感冒會有打噴嚏、流鼻水、鼻塞、喉嚨痛（但其實很多人是覺得喉嚨很癢）、咳嗽等症狀，有時會有發燒合併頭痛或是全身倦怠等全身性的症狀。

但如果有下列這些潛在的危險因子，原本的上呼吸道感染可能會容易有加重的風險，包括有慢性疾病，例如：慢性阻塞性肺疾病、心血管疾病、糖尿病、慢性腎衰竭等；先天性免疫疾病，例如：紅斑性狼瘡、類風濕性關節炎等；長期營養不良，或是吸菸者。

病毒常藉由接觸或是飛沫傳染，例如直接接觸到感冒的人（像是經由咳嗽或是噴嚏的小飛沫傳播方式）或是間接碰觸到被感染過的環境表面，像是捷運把手、電梯按鈕等。旅遊經常前往大多都是熱門的景點，人多很難避免接觸，所以最好的預防方法就是「**養成勤洗手**」的好習慣。

感冒病毒也有季節之分？

不同的病毒也有流行季節之分，像是鼻病毒及一些副流感病毒常見於春末及秋天流行；呼吸道融合病毒和冠狀病毒常在冬季與春季大流行；而腸病毒雖然最常在夏季爆發大流行，但其實一年四季都有案例。

臨床上除了少數病毒可以用「鼻咽採檢」的方式快速得知之外，醫師們大都是用臨床症狀來判斷，例如眼睛紅紅的有紅眼症，又合併發燒與喉嚨痛，就會高度懷疑是腺病毒感染。

但其實就一般的上呼道感染而言，知道是哪一種病毒根本不重要，因為症狀其實都差不多，無關預防與治療。要有一個重要的觀念：「感冒沒有特效藥，多喝開水、多休息就會恢復。」

藥物治療能減緩感冒症狀帶來的不適，例如發燒會頭痛，鼻塞症狀會讓人昏昏沉沉，夜咳會干擾睡眠品質。

預防流感可利用公費或自費疫苗注射

「流行性感冒」是專指流行性感冒病毒感染後所引起的急性上呼吸道感染。傳染途徑也是飛沫及接觸傳染。流感具有季節性，北半球的國家流感高峰期從 12 月至隔年 2、3 月，臺灣地區因處於亞熱帶跟熱帶，雖然一年四季都有病例發生，但仍以秋、冬季較容易發生。所以若是這季節要出國的話，適逢公費疫苗的注射期，建議還是打個針再去吧！

流感的症狀也跟一般感冒不太相同，有別於一般感冒大多是侷限在上呼吸道的症狀，流感一開始出現的就以全身症狀為主，像是**高燒**（而且這種燒是即使吃了退燒藥，過了幾個小時後溫度還是會再度往上飆。）、**全身肌肉關節痠痛、倦怠，伴隨著咳嗽等上呼吸道症狀**，有的人燒退了，但咳嗽仍會持續 1~2 週。而流感有專屬抗病毒藥物，就是大名鼎鼎的口服克流感（Tamiflu）與吸劑瑞樂沙（Relenza），若不幸感染由醫師開立此藥，請務必將 5 天的劑量乖乖服用完畢。

門診中有一些民眾抱怨到：「醫師啊！為什麼我都打了流感疫苗，還是感冒了？是不是疫苗沒效啊？那這樣我以後都不想打了」。

其實不是疫苗沒效，而是流感疫苗本來就是預防每年由美國疾病管制署綜合各大實驗室所預測來年有可能會全球大流行的流感病毒株，而不是針對平常我們隨時都會遇到的感冒病毒。所以打完流感疫苗還是有可能會感冒，因為這疫苗被賦予的任務是要「預防恐怖的流感大流行」，特別是慢性疾病、免疫力低下、長者或是小孩等族群。

還有哪些疾病跟感冒很相似呢？

有些嚴重疾病初期跟普通感冒有相同症狀，以下提供一些並非一般感冒會出現的症狀，有可能是嚴重疾病或是上呼吸道感染進展到下呼道感染的警訊，若有下述症狀建議密切觀察與就醫：

與感冒有類似症狀的疾病

症狀	可能疾病
高燒不退	肺炎或流感
感冒症狀越來越嚴重，且呼吸越來越喘	
膿痰、黃鼻涕及反覆咳嗽，甚至咳到胸骨後會痛	
身上出現疹子	痲疹、德國痲疹
意識漸漸不清	腦膜炎
頸部僵硬（下巴沒辦法頂到前胸）	
嚴重肌肉痠痛、關節痠痛	登革熱
後眼窩痛合併身上出現疹子	

呼吸道感染的預防與因應

大多數旅行途中得到的上呼吸道感染症狀輕微，一般常見的病毒感染只需要多喝水，多休息，需要時加上口服症狀治療的藥物即可恢復。重要的是旅程途中還是要儘量預防感冒使其不發生，才能有一趟舒適又快樂的旅行。

TIPS 1
注重個人衛生，隔絕感染源：

這些病毒都是經由接觸及飛沫傳染，尤其以接觸傳染的比例居多。但出門在外，身為觀光客的我們總是避免不了人擠人，總不能時時刻刻都在觀察周遭的人到底有沒有咳嗽，或是整趟旅行都帶著口罩，所以最好的方法就是用餐前、回到旅館後一定要洗手，或是隨身攜帶乾洗手液以備不時之需，並隨時補充水分，注意保暖，以及充足的睡眠來迎接隔天滿檔的行程。

TIPS 2
季節性疫苗注射：

前述說的流行性感冒疫苗，如果適逢流感注射季節，長者、滿六個月以上的嬰兒、免疫力低下者、慢性疾病患者或是要前往流感高度盛行的地區者，可在出國前上衛生福利部疾病管制署網站查詢要前往的國家是否有疫情，並建議出發前施打流感疫苗。常見的流感疫苗不良反應包括注射部位肌肉痠痛，局部紅腫，約在接種完 1~2 天內消失。

TIPS 3
攜帶症狀治療的常備用藥：

出國在外，特別是有些偏僻的景點，有時連商店都沒有，更不用說藥局了，所以出國前可事先諮詢家庭醫學科醫師，有關於藥品的使用。一般來說，症狀治療的藥如果「沒有症狀」是不需要服用的。如果要購買，簡單的常備藥如下：

・解熱鎮痛劑（Antipyretic Analgesics）：

最常使用的為 acetaminophen，市面上有許多不同廠牌，效用大同小異。可緩解頭痛，全身關節肌肉痠痛，耳痛等感冒帶來的不適。

・抗組織胺（Antihistamine）：

可舒緩鼻塞流鼻水等惱人的症狀，萬一遇到過敏皮膚癢，也可服用抗組織胺來緩解症狀。

・止咳祛痰劑（Cough Expectorant）：

輕微咳嗽是不需要刻意止咳的，但若真的夜咳到令晚上睡眠品質極差，影響到隔天的行程，可服用止咳劑減緩症狀。（可同時參考本書 P.038 非處方藥物 OTC Drugs 症狀適用英 / 日文成分表）

李俊秀 醫師

腹瀉與食物中毒。

Before

「醫師啊，我剛回國，這一次出國，光是拉肚子就把我的興致整個搞砸了，現在還在拉，怎麼辦啊？」伯伯一進門就跟醫師抱怨著：「整團都沒事，就我一個人一直上吐下瀉，我跟大家吃的東西都一樣，怎麼會這樣？」出門旅遊為何會造成腹瀉？有時候還不是整團的人都會出現腹瀉現象。造成腹瀉的原因除了旅遊環境外，旅遊目的、旅客年齡及身體狀況其實都會有影響喔！

小安的海島婚禮和蜜月在泰國南部某小島舉行，這是她夢寐以求的婚禮，高檔 VILLA，躺在床上就能看到一望無際的大海。海島上有市集，餐廳、酒吧、超市……生活機能佳，還有夜市可逛，夜市中有許多已經削好皮的現切水果，買上一包，邊走邊吃很方便。但是小安吃完夜市水果第二天，一整天都在拉肚子，害得整天的行程都得取消。……

造成腹瀉的原因請見 p.072

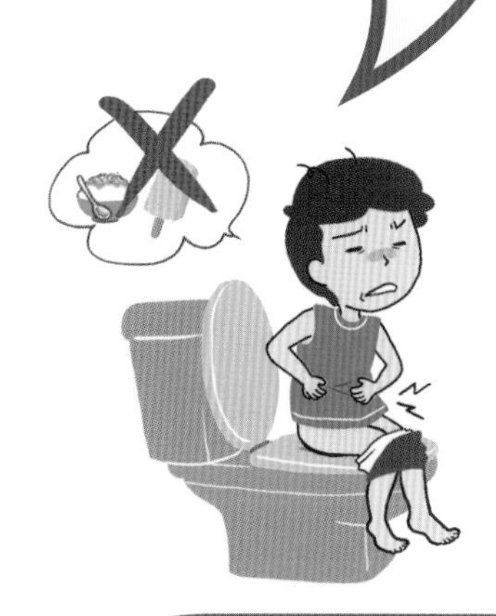

小芬大學快畢業了！畢業旅行經過全班仔細討論、計劃，最後決定到菲律賓的小島，小芬想到「陽光、沙灘、比基尼」就超興奮。到了小島後，小芬每晚都在海灘上大啖現釣海產，一家家小攤販都有各式海鮮料理，「反正吃海鮮又不易發胖」，幾個女孩子食量超級大，一晚要吃好幾攤，2 天後，小芬與好幾個同學都開始拉肚子……治療腹瀉請見 p.074

志華和文強當起背包客，去中國大陸自助旅行，到了廣西鄉下，民宿主人端上私房好料：竹蟲、蜂蛹炸熟後上桌，主人自豪：「我們天上飛的除了飛機不吃、水裡游的只有船艦不吃、四隻腳的只剩桌椅不吃，此外什麼都吃。」志華和文強不想違逆了主人的熱情，還是硬著頭皮吃下這些竹蟲、蜂蛹，沒想到半夜就上吐下瀉！……食物中毒的原因請見 p.076

居然有 70% 的旅人最常發生腹瀉疾病！

出門在外最常遇到的健康問題就是上吐下瀉，也就是所謂的「旅遊者腹瀉」，據統計腹瀉（Diarrhea）發生率在 30~70% 之間，也就是每 10 位出國旅遊的遊客，就有 3~7 位可能會有水土不服而上吐下瀉，尤其是到衛生環境比較不好的地區或國家，當然有更高的機會發生，這就是所謂的「病從口入」。在旅遊的過程中，往往因為食物傳染或是不乾淨的飲用水，造成腸胃發炎的腹瀉症狀。

容易引發症狀的地區與高危險群

到衛生環境相對較差的地區或國家，都有造成腹瀉的高風險。通常「低風險國家」指的是已開發國家，例如美加地區、澳洲、紐西蘭、日本與歐洲先進國家，「高風險國家」則有亞洲與東南亞中衛生較差的地區國家，以及非洲、中南美洲等部分國家。如果是會到荒郊野外探險或露營野炊的旅程，有可能隨手就身邊水源清洗蔬果食物等，就要特別注意其清潔度。

較年長的長輩、免疫力較差的旅行者、慢性病控制不佳、糖尿病血糖控制不好、長期服用胃藥導致胃酸偏少，或是長期服用免疫抑制劑的旅行者，都有可能因為抵抗力不好造成感染而腹瀉。

造成腹瀉的原因

多半是因為細菌經由食物或不潔的水，造成腸胃不舒服的症狀傳染。在開發中熱帶國家有許多衛生不佳的情況，如用人類的糞便來施肥、未適當清洗食物、食物保存不良等，都會增加旅遊者腹瀉的機會。

造成腹瀉的病原體有熟知的大腸桿菌（Escherichia coli）、沙門氏菌（Salmonella）、空腸彎曲菌（Campylobacter）或志賀氏菌（Shigella）等，病毒性腹瀉則有輪狀病毒（Rota Virus）、諾羅病毒（Noro Virus）或是諾瓦克病毒（Norwalk Virus）。

出現以下症狀要小心：

1. 每天超過 3 次以上的不成形糞便，腹瀉持續 2~5 天。
2. 同時有肚子痛、發燒、上吐下瀉、脫水的現象。
3. 嚴重的有黏液便、血便。
4. 因上吐下瀉或脫水造成電解質異常而全身無力。

需要就醫的嚴重症狀

1. 嚴重脫水（口乾、嘴唇明顯乾裂、淚水分泌減少、尿量嚴重減少）。
2. 脫水且無法由口補充水分。
3. 持續不斷上吐下瀉超過一天，且頻率越來越嚴重。
4. 血便或嚴重腹痛。
5. 持續一整天高燒（＞ 39℃）並發抖畏寒，且服用退燒藥無效。
6. 意識不清（嗜睡、昏沉、無反應）。

治療腹瀉的方法

不管在國內外任何地點，治療腹瀉的方法就是禁食 (不吃任何東西)8~10 小時、適時補充水分與電解質、利用藥品治療腹瀉造成的不適症狀，以及針對細菌感染給予抗生素使用，其中又以禁食空腹及水分與電解質的補充最為重要。

1. 禁食 8~10 小時，恢復進食時應先避免乳製品、高纖及高脂肪食物

因為拉肚子會造成腸胃細胞受損，需要一兩餐不吃東西讓腸胃道休息。恢復進食時應先避免乳製品、高纖及高脂肪食物。

2. 水分與電解質的補充

腹瀉與嘔吐也會造成電解質流失，因此除了水分補充外，可以購買電解水或是等滲透性運動飲料來補充水分與電解質，一般市面上常見的運動飲料多屬於高糖或高滲透性的飲料，建議加水稀釋，以避免造成進一步的腸內滲透壓升高而腹瀉加重，若一時找不到電解水，或是等滲透性運動飲料，可利用乾淨的飲用水加上食鹽及糖來補充，常用的泡法是：

方法一．1 公升的水＋ 1 湯匙的鹽＋ 1 湯匙蘇打＋ 4 湯匙糖
方法二．1 公升的水＋ 1 湯匙鹽＋ 8 湯匙糖

如果連喝水都會吐、明顯脫水症狀或是上吐下瀉嚴重時，因為沒有辦法經由飲用的方式補充水分及電解質，就此時建議就醫，考慮以點滴來補充及治療，等到水

分與電解質適當補充，腹瀉症狀趨緩後再慢慢增加食物的攝取。

3. 腸胃藥治療

治療腹瀉常用止瀉或止吐的藥物，但因為有的促進腸胃蠕動藥物與止瀉藥物可能有副作用，建議出國前詢問醫師或藥師後，請醫師開立自費藥物備用，避免自行購買使用，造成藥物副作用。另外當然要注意避免過度使用，例如過度使用止瀉藥物反而變成便祕。若有發燒、解血便或是持續腹痛水瀉，仍建議儘速就醫診療。

4. 抗生素使用

旅遊者腹瀉大多是細菌造成，因此嚴重的水瀉、發高燒或是解血便時，需要與醫師討論是否需要使用抗生素治療。抗生素種類很多，抗生素的使用也需要醫師評估，並非隨意購買口服抗生素就好，小小孩與孕婦以及過去有抗生素過敏的民眾都需要與醫師特別討論，千萬避免隨意服用自行購買或他人給的抗生素。

5. 注意旅遊時的衛生習慣

旅途中由於時區改變，地理環境、生活作習及飲食內容的不同，很容易引起腸胃方面的疾病。建議可從下列方法降低腹瀉的得病機率：

方法一 ・ 勤洗手

方法二 ・ 儘量吃熟食，避免生冷食物（例如：生魚片、生蠔、生蛋、生乳、生菜沙拉等等），水果應用乾淨的水清洗後再食用。

方法三 ・ 避免飲用自來水，儘量不要在飲料中加來源不明的冰塊。

提高警覺——食物中毒要小心！

通常食物中毒指的是因為細菌感染導致的集體中毒，因此注意共同出遊的朋友們是否也在同一時間點或是同一地點用餐後有頭暈、頭痛、嘔吐、腹痛、腹瀉或伴隨發燒等身體不適症狀，若共同出遊民眾在食用相同飲食後出現類似症狀，就要提高警覺，儘速就醫並且告知當地衛生主管機關，如果有需要就保留當天的食物提供化驗，以釐清造成食物中毒的食物及原因。

容易引起食物中毒的食物

1. 被細菌污染的肉、魚、蛋、乳等。
2. 被農藥或有害物質污染的蔬果或海產貝類。
3. 明顯可能有毒的野外食材。
4. 處理不當的海鮮。
5. 不新鮮的食材。

如何預防食物中毒

1. 飯前洗手，避免食用未煮熟的肉類及海鮮，避免飲用未經煮沸的生水，及避免飲用加入來源不明冰塊的飲料。
2. 避免吃未洗淨的蔬果或是已去好皮的水果。
3. 避免食用路邊攤的食物飲料。

使用健保領藥的規定

□ 健保規定只提供已經生病民眾的診療及用藥，別再問醫師為什麼不能用健保開藥物給出國民眾備用了喔！

特別篇——
腸胃系統混亂——避免旅途便祕

出國就「嗯」不出來為什麼？

旅行途中發生便祕的人並不少見，主要因環境和時區的變化會導致腸胃系統紊亂，而且旅遊在外的飲食，全穀、蔬菜及水果的攝取量通常不足，加上有些地方如廁不便導致不敢喝足夠的水量也有影響。**正常的排便習慣，應該在一天 1~3 次到一週 3~4 次之間**，若糞便在大腸內停留時間太長，其中的水分被過度吸收，糞便又硬又乾就會導致排便困難。

改善旅途便祕重要方法有下列幾項：

1. 儘量保持原有生活習慣，比如，原來的習慣是每天早晨起床後就如廁，建議就算行程再趕，也要每日較預定時間提早起床，預留早餐後的如廁時間。
2. 建議最好一上飛機就開始適應時差，可先調整手錶或設定手機時鐘為目的地的時間，並依這個時間作息，讓自己的生理時鐘在最短的時間內調整過來。
3. 可嘗試早起喝一大杯溫開水，促進腸道蠕動，並補充水分。
4. 若當地可購買到新鮮水果，建議可買一些當點心帶著在旅途中吃。
5. 可以帶小包裝的天然蜜棗乾備用，因為蜜棗乾好吃又富含膳食纖維，可以促進腸道蠕動，且含有不易吸收的山梨醇，配合開水食用改善排便效果良好，也不致於有嚴重腹瀉情形。
6. 益生菌除了可以改善腹瀉外，亦可改善便祕情形。根據美國臨床營養期刊將許多研究試驗的結果綜整後發現，益生菌可增加每週排便次數 1.3 次，且可幫助軟化糞便，使得排便更為容易，其中又以比菲德氏菌最為有效。

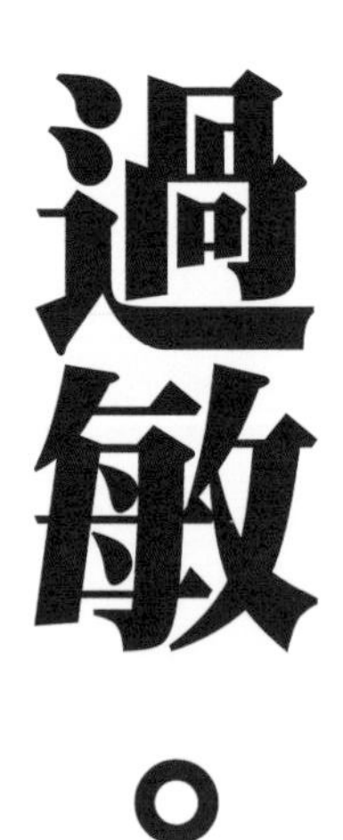

Before

過敏的症狀包含很多種，最常見的是「皮膚癢」和皮膚出現「風疹」、呼吸道過敏引起的「氣喘發作」或「過敏性鼻炎」，以及眼睛因為接觸過敏原造成的「過敏性結膜炎」等等，這些都屬於因體內免疫系統過度敏感而造成的過敏症狀。本篇針對以下分類來說明：1. 呼吸道過敏、2. 皮膚過敏、3. 黏膜過敏。

小華和小文兩兄弟去北京旅行，除了要爬長城，還要參觀北京故宮。「不到長城非好漢，堂堂七尺男兒當然要去啦！」正值隆冬，兩兄弟不畏大雪紛飛也要爬上長城，喘嘘嘘上去，喘嘘嘘下來，兩人都覺得呼吸困難，原以為是爬得太快所導致，休息一會兒就好了，但休息了一陣，依然感到呼吸困難、喘不過氣。……呼吸道過敏請見 p.080

張太太一家人報名參加西班牙十二日旅遊行程，來到這裡當然要吃「西班牙海鮮燉飯」，旅行社安排的餐還吃不過癮，晚上張先生、張太太還會從飯店出來特地去小酒館喝點酒、吃吃 TAPAS，酒足飯飽散步回飯店，張太太的脖子忽然開始發癢，而且長出一粒粒小紅疹，難道是吃了不乾淨的食物嗎？可是張先生吃的東西和張太太一樣啊！……食物過敏請見 p.083

方爺爺與方奶奶趁著寶貝小孫女放暑假，帶著她去日本北海道賞花。北海道的富良野被譽為「東方的普羅旺斯」，薰衣草，波斯菊、向日葵、石竹花、雞冠花……將大地裝飾的有如一匹彩錦般絢麗奪目。小孫女在花海中興奮的奔跑、聞花，還特地到農場裡摘花，玩得興高采烈時，忽然鼻水狂流、噴嚏打不停。……其他過敏請見 p.084

氣喘發作怎麼辦？（呼吸道過敏）

氣喘是因為氣管收縮或氣管內分泌物增加，造成空氣道部分阻塞的現象。若之前曾發作過氣喘，可能因為冷空氣、激烈運動後、病毒感染或接觸過敏原而急性發作，氣喘急性發作可能會出現劇咳、呼吸困難或頻繁喘鳴音等症狀。

氣喘的表現多元性，不僅是個體間的差異，同一個體在不同的時間點也會不一樣。每一位曾經發作過氣喘的民眾，平常就要注意自己可能誘發氣喘急性發作的情境，出門在外旅遊時，一定要避開誘發因素，並且提早和醫師討論，告訴醫師出國的行程內容，請醫師多協助自費購買急性發作時的緩解用藥。

出現以下症狀要小心：

- 呼吸困難
- 喘鳴（咻咻咻的呼吸聲）
- 胸悶
- 慢性咳嗽

誘發因素

- 接觸過敏原
- 細菌或病毒的感染
- 冷天跑步
- 興奮或發脾氣
- 嚴重空氣污染

治療與預防方法

- 避免過敏原：消除環境中的過敏原，或儘量不要接觸。
- 減敏治療：在一段時間內，給病人反覆注射微量過敏原，再逐漸增加劑量，以幫助病人建立對過敏原的耐受性。減敏治療應由專業醫師施行。
- 藥物治療：常見的藥物有口服抗組織胺藥物、口服類固醇、吸入性氣管擴張劑或是吸入性類固醇等，急性期與保養期用藥可能不同，請與您平常就醫的醫師詳加討論。

提醒 POINT 請遵照醫師開立之口服或吸入藥物使用，若擔心副作用，請和醫師或藥師討論，不要因為有類固醇成分而自行停用。

猛流鼻水好痛苦（鼻黏膜過敏）

鼻水流不停，有可能是上呼吸道感染，但也有可能是因為過敏造成。上呼吸道感染多半是病毒感染，一般情況為 1~2 個禮拜左右會自己痊癒，如果已經超過好幾個禮拜還在流鼻水，就要思考看自己是不是因為慢性過敏性鼻炎或是鼻子過敏造成的流鼻水，而不是上呼吸道感染或感冒所造成。

上呼吸道感染與上呼吸道過敏症狀比較表

疾病種類	症狀	治療／預防方法
上呼吸道感染	沒有體力	使用症狀治療藥物 勤洗手 戴口罩 避免進出公共場所
	疲倦	
	咳嗽	
	有痰	
	發燒	
	聲音沙啞	

症狀	可能原因	預防方法
過敏	空氣汙染	空氣清淨裝置或是避免外出，若需外出請戴口罩。
	溫溼度	戴上口罩保持口鼻部適當的溼度，避免一下子就接觸到冷空氣。
	其他過敏原	避免過敏原

若鼻水流不停伴隨打噴嚏，可能是過敏引起時，請避免誘發因素，可服用止流鼻水藥物（可參考 p.038 非處方藥物成分），附近若有藥局，可持本書 p.038 前往並詢問藥師。

可以慎選旅館飯店有無做好以下措施：

1. 避免選擇地毯或壁毯過多的旅館或飯店。
2. 詢問是否有除濕機可借用，並將溼度控制在 60% 以下。

※ 建議可戴上口罩保持口鼻部適當之溫溼度，並隔絕過敏原。

搔癢難耐的蕁麻疹（皮膚過敏）

通常會出現皮膚癢及明顯膨出的風疹塊，風疹塊因為會很快發生，又自行消退，反覆如風，因此稱之為「風疹塊」。

蕁麻疹有急性與慢性，造成蕁麻疹或過敏的原因有很多，會造成每個人過敏的過敏原也各自不同，最常見的有花粉、灰塵、寵物毛髮、塵蟎、蟑螂或是部分食物或藥物，過敏體質的民眾吸入、吃到或是接觸到過敏原時，就會產生蕁麻疹或過敏現象。

成因——食物過敏

如果吃了某些食物或藥物而產生過敏現象，通常就必須將該項食物或藥物辨別出來，或去醫院做測試，下次飲食或服用藥物時就要特別注意避開。出國常常會有機會享受佳餚美食，如果因為過敏而無法享用的確非常掃興，建議如果已經確認某食材會導致嚴重過敏的話，還是要儘量避免，因為嚴重過敏現象除了皮膚癢疹之外，也有可能影響呼吸道造成呼吸困難。如果是輕微的過敏皮膚癢，或是不確定哪樣食物會造成過敏，口服「抗組織胺藥物」是一個相當安全又有效的方法。

成因——其他過敏原

其他生活中會碰到的過敏原有時候比較難區分，同時也比較難避免，例如塵蟎、蟑螂、花粉或灰塵等，可謂防不勝防，只能儘量避免或是戴口罩，若有嚴重過敏蕁麻疹現象，一樣可以先以抗組織胺藥物緩解症狀，或是在出發前詢問醫師可以自費準備的藥物，常見的如抗組織胺或是類固醇藥物，可以用來緩解過敏症狀。

不同過敏原的應對方法

過敏原	應對方法
食物	確定行程中以及航班上的食物
花粉或環境物質	查詢目的地的花粉指數，或是依照目的地與季節，查詢相關資訊
寵物毛髮	選擇禁止寵物入住的飯店

每年春季約三月開始，各地因為豐沛雨水以及溫暖的氣候使花朵盛開，也迎來第一個花粉過敏的高峰期，花粉濃度（花粉粒數 / 公尺 ^{3}）受溫度、溼度、氣候及風向等等影響。在臺灣，花粉濃度普遍不像美、日、歐洲以及部份中國大陸地區這麼高，但有花粉過敏的民眾還是要多加留意，各國都有針對當日或當週的花粉濃度指數進行預報，可以戴口罩以及準備抗組織胺藥物來避免過敏症狀加劇。

在野外避免被蚊蟲找上的方法（皮膚過敏）

蚊蟲叮咬是出門在外旅遊十分困擾的事項，一般來說，想避免蚊蟲叮咬主要儘量避免黃昏之後出門、外出時儘量穿著淺色長袖長褲衣物，其餘部位可擦防蚊藥膏或塗抹防蚊液，以及使用蚊帳等等。

選擇防蚊液

防蚊藥品都是含有 DEET 的成分，DEET 的中文名稱是「待乙妥」或是「敵避」，是一種驅趕蚊蟲的淡黃色黏稠化合物，是目前最有效且最被廣泛使用驅蚊的成分，也是世界衛生組織建議使用來預防瘧蚊的成分。

DEET 的濃度有高有低，從 5% 到 100% 的濃度都有，根據我國衛生福利部與美國疾病管制署的建議，10~20% 的防蚊液「待乙妥（DEET）」可直接用於兒童和成人，但不建議使用於 2 個月以下的嬰兒，且不可每日使用，一日內使用不可超過 3 次。

可以在臺灣購買經過衛福部核可的防蚊藥品，依照產品標示說明使用，一般距離皮膚或衣物 15~20 公分直立噴灑即可，若擔心過敏，可先局部噴灑或塗抹，如果沒有過敏反應再繼續使用。

使用偏高濃度 DEET 的時機

! INFO

- ☐ 長時間暴露在蚊蟲密集的地區。
- ☐ 潮濕悶熱流汗使得防蚊液容易流失的地區。
- ☐ 病媒蚊較多可能感染較嚴重傳染性疾病的地區。

如果需要同時使用防曬保養品，因為 DEET 靠的是氣味驅離蚊蟲，因此應該在塗抹防曬用品後，至少間隔 15 分鐘再使用防蚊液。

在蚊蟲密集區請選擇有提供蚊帳的住宿地點，住宿前請注意當地環境衛生，進房後確認房間與床鋪是否有小蟲或螞蟻，尤其是棉被與床鋪務必確認，避免造成接觸過敏不適。

叮咬後的症狀與治療

蚊子叮咬後注意是否有發燒或倦怠等較嚴重的感染症狀，如果有建議就醫，如果只是皮膚紅腫癢，可以用較輕微的類固醇藥膏或是止癢藥膏塗抹，或搭配口服抗組織胺藥物。

結膜炎發作千萬不要揉眼睛！（黏膜過敏）

因為過敏原會隨著空氣飛散，刺激眼睛釋放出組織胺，引發的過敏發炎反應叫做「過敏性結膜炎」。

出現以下症狀要小心：

1. 眼睛癢。
2. 眼皮和結膜紅腫。
3. 眼部灼熱感。
4. 水樣分泌物增加。
5. 若眼睛已有**燒灼刺痛感**，屬於比較嚴重的情況，務必尋求眼科醫師協助。

預防與治療方法

1. 遠離過敏原。
2. 使用抗組織胺眼藥水，症狀較為嚴重者用類固醇藥物治療。
3. 眼睛癢時可用冰敷舒緩，或是用乾淨的生理食鹽水簡單沖洗。
4. 飲食均衡提升對過敏原的抵抗力。
5. 若有佩戴隱形眼鏡，務必仔細清潔隱形眼鏡，並且避免長久佩戴。
6. 可到當地藥局詢問抗組織胺眼藥水。（Antihistamine eye drops）.

類固醇

□ 類固醇的正確名稱為「腎上腺皮質激素」，本身具有強力的抗發炎及免疫調節的作用，對於一些發炎性的疾病有很強的治療效果，適量短期使用無妨。

抗組織胺藥

□ 一種減少組織胺對受體產生刺激效應，從而減輕身體過敏反應的藥物。

肌肉關節痠痛。

Before

所有人都有機會發生肌肉關節疼痛，若發生於旅行時，會大大影響旅遊的興致。只要依照本篇建議，針對容易引發的狀況加以注意防範，避免或減輕病症的發作，還是能快樂出遊、平安回家。

張先生家三代同堂，一起去澳洲探親兼旅遊。張先生特地租了一輛露營車，一家六口去野外露營，營地裡廚房、浴廁、洗澡間一應俱全，附近也有超級市場可採買用品，張奶奶為孫子們準備他們最愛的義大利麵和烤肉。晚上，張爺爺、張奶奶在露營車裡睡得頗不習慣，第二天早上，兩位老人家都覺得腰痠背痛……腰痛病症請見 p.090

王太太和 19 歲女兒都很愛看韓劇，這次趁女兒上大學前，母女兩人去首爾暢遊韓劇中各個場景，晚上再到東大門血拼。兩個人瘋狂大買，買到快提不動了，再大包小包放回飯店，然後再出來繼續買！王太太逛著逛著，忽然膝蓋一陣微微刺痛，但不想掃了女兒逛街的興致，心想反正買到喜歡的東西就會忘了身體不適的感覺啦……膝關節肌腱炎請見 p.092

小雲和一群朋友到峇里島旅行，愛美的小雲為了拍照也要美美的，不想和大家一樣穿拖鞋，無論是做 SPA、到海邊、斷崖、參加叢林探險，或是到烏布區和庫塔區逛街，小雲都穿鞋跟高 7、8 公分的鞋子，她覺得這樣才能展現身材體態的美。一整天走下來，回到 Villa 脫下鞋子，小雲的腳變得又腫又脹……鞋子選購指南請見 p.099

不分男女老少都會腰痠背痛(Backache)

忙碌的現代人無論男女老少，或多或少都有腰痠背痛的經驗。但是腰痠背痛症狀各有不同，造成的原因也頗有差異。

腰痠背痛

腰痠背痛的原因很多，大部分都是因為筋膜退化、過勞或姿勢不良所造成。有腰痠背痛的人出外旅遊要特別注意：

- 站立時應腰背挺直。
- 坐下的時候，必須讓腰背靠上椅背。
- 在旅館就寢時，選擇軟硬適中的床，將膝關節稍微彎曲至舒適角度，正躺側躺均無妨，可以安穩入睡就好。
- 逛街血拼提重物時，應將物體儘量移近軀幹，不在脊椎彎曲狀態下提重，且要量力而為。

旅遊中突然腰背閃到怎麼辦？

若在旅遊過程中不幸發生急性腰痠背痛，患者應先休息，雙腿微彎，其次可以冰敷。休息改善後即應儘早恢復活動，維持正常作息。當有痠痛緊繃感覺出現，應避免過度按摩推拿。若疼痛快速加劇且不因為休息而有所改善，應立即就醫尋求必要的診斷與治療，以免耽誤治療時機。

椎間盤突出

椎間盤因各種原因造成其外圍環狀纖維破損，內含的「髓核」受壓向外突出，若突出部分壓迫到神經，則會產生痠痛、麻、無力的症狀。

如果發生頸部椎間盤脫出，有時症狀會與肩部肌腱炎或筋膜炎混淆，嚴重者會突然四肢麻木甚至癱瘓。若是腰部椎間盤脫出，症狀像一般所謂的坐骨神經痛，但病人會腰痛又腿痛、且腿痛得比腰還痛。

當在旅遊途中因椎間盤突出的舊疾復發，應盡快送醫，以免發生大小便無法自排、下半身動彈不得等嚴重的「馬尾症候群」。

曾被診斷過有椎間盤突出的人，旅行中建議：

- 挑選入住有軟硬適中床鋪的旅館。如果是民宿或標榜懷舊旅館用的是木板床，最好在木板床上加鋪一個約 10 公分厚的床墊。
- 不可坐太柔軟無支撐力的沙發或無靠背的椅子。
- 避免施力不當，例如彎腰提重。
- 如果自駕出遊，長途開車者的腰背最好靠在椅背，並保持上身垂直。

馬尾症候群

☐ 腰椎在第二節以下有狀似馬尾長毛的神經根，如果椎間盤突出壓迫到它，會產生急遽的會陰麻木無知覺、大小便無法自排、性能力障礙、下半身動彈不得的嚴重現象，稱為「馬尾症候群」。

旅遊走跳，小心肌腱炎（Tendinitis）發作！

肌腱發炎會發生在身體各個不同部位，以下針對三個常見的病症加以說明。

1. 膝關節肌腱炎

膝關節是肌腱炎最常見的部位。旅遊中因突然增加蹲、坐、跑、跳的活動，肌腱過度使用，負荷不了造成的發炎，會產生疼痛、發熱、腫脹、無法行走等類似退化性關節炎的症狀，治療方式與退化性關節炎類似。

預防膝關節肌腱炎的方法

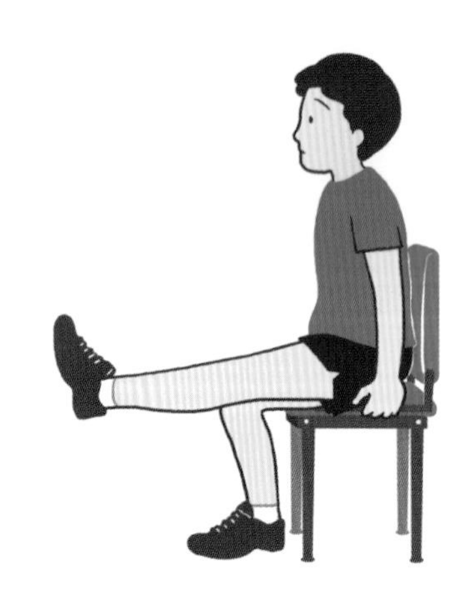

坐在椅子上將膝伸直後抬腿，小腿下可以板凳支撐。保持膝關節打直，用力將腳板往上勾，維持 5 秒，再用力將腳板往下壓，維持 5 秒，有空坐下就可以做，多多益善。

膝關節肌腱炎患者在旅遊中應儘量減少需要彎曲膝關節的活動，例如頻繁上下坡，特別是下坡時，膝關節還要負責剎車的動作，應儘量避免。在旅館健身房練瑜珈、打坐等高難度動作也應避免。日常生活的預防，「體重」是膝關節大敵，減重對膝關節保養幫助最大。鍛鍊股四頭肌的動作對減緩膝關節老化也有幫助。若要做運動或需長時間勞動時，可配戴有洞的護膝為佳。（請見本書 p.095 參考圖片）

2. 外上髁炎／內上髁炎

外上髁炎俗稱「網球肘」，它是因手肘使用不當，導致手肘外側肌腱群發炎，而引發痠痛無力，常見於網球選手反手揮拍時肘部過度內旋。也會發生在反覆旋轉上臂或提重物時，像是旅遊時大肆採購，提太重、太多物品。與此相對的是「內上髁炎」，俗稱高爾夫球肘，是手肘內側肌腱群發炎，除了因打高爾夫球姿勢錯誤用力過度之外，也會在搬提重物或長途駕駛之後發生。

預防外上髁炎／內上髁炎的方法

在旅遊中應注意避免突然出猛力提放重物，或被像黃金獵犬這樣的大寵物拉著跑。日常生活中保養應維持「做事宜漸進，避免猛然出力」的原則。也可使用護肘來保護。長期而言，漸進式的肌肉重力鍛鍊，對防止肌腱炎發作最有效，口服營養品對此則無效。

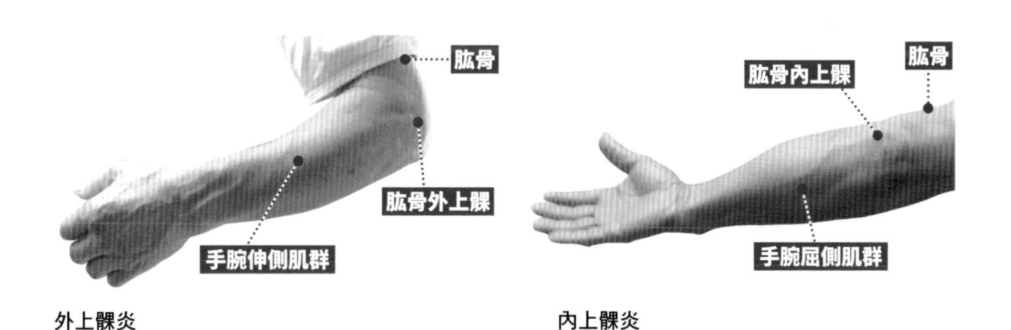

外上髁炎　　內上髁炎

3. 肩部旋轉肌袖撕裂

肩關節由四條肌肉與肌腱形成「旋轉肌袖」，讓手臂能夠三度空間大範圍複雜的運動。中年以後，許多因素會引起肩旋轉肌腱慢性發炎，旅遊中若再遭受外力撞擊、跌傷、扭傷或從事過多上舉動作或搬運重物，即可能發生肩部旋轉肌袖撕裂，導致上臂無法上舉，女性可能連穿內衣都有困難。

處理肩部旋轉肌袖撕裂的方法

此時應將病人送醫，確定診斷後先以休息、冰敷、抗發炎藥物治療，回國後找專科醫師診治。與此症狀連帶相關的是肩背肌肉肌腱拉傷發炎，常因久坐姿勢不良或平時不運動、旅遊時購物過度提重物所導致。

急性膝關節炎（Knee Arthritis）

髕骨與股骨之間的關節炎是膝關節退化中最常見的。而膝關節之退化與體重、年齡相關，人類目前仍無法克服。那麼，「膝關節炎」與前面所述的「肌腱炎」有什麼不同呢？退化性關節炎主要是關節面軟骨磨損所造成的一系列症狀；而肌腱

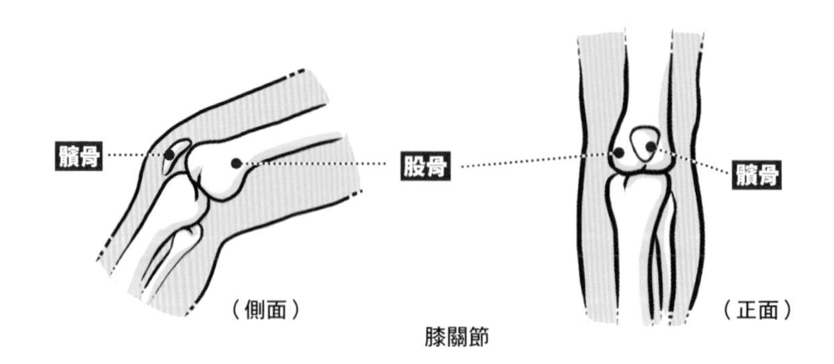

膝關節

炎常伴隨退化性關節炎，主要是肌腱因過度受力之後部分撕裂，引發紅腫熱痛的發炎反應。

旅遊時的活動，免不了上下坡走動與上下階梯，髕骨在股骨遠端凹槽重複多次滑動與摩擦，傷害與疼痛在所難免。為避免此一疼痛，建議旅遊者事先準備能將髕骨固定的護膝，這類護膝前頭會有一個空洞將髕骨固定，以減緩髕骨在股骨凹槽部的滑動與摩擦，很有幫助。

有些人會覺得使用拐杖是一件很丟臉的事情，但讓自己已老化的膝關節擔負過重之身軀，不遠千里前去玩樂卻受痛敗興而歸，更屬不智。現在市面已有多種外型相當美觀之枴杖或兼有拐杖功能的雨傘，建議旅遊者可以準備。

旅遊行前準備時應注意：

1. 備妥相關止痛消炎藥物。
2. 建議在國內先準備拐杖、以及能將髕骨固定的護膝。

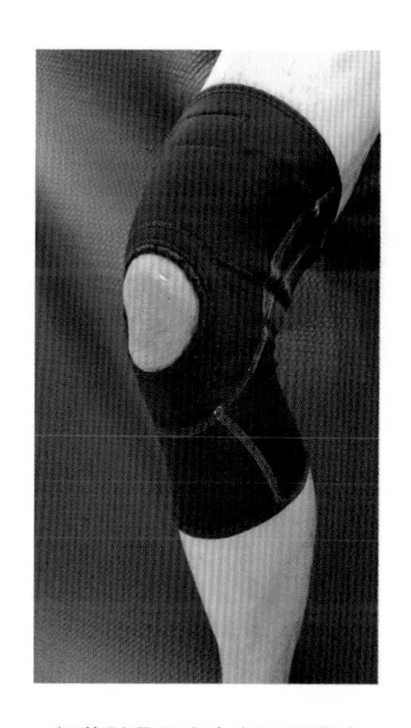

能將髕骨固定之有洞的護膝

CHECK　減輕膝蓋的負擔與老化這樣做，你做到了幾項？做到的打 ✓

- ☐ 盡可能維持體重在正常範圍內（$18.5 \leqq \text{BMI} < 24$）
- ☐ 少背、少提過重的物品
- ☐ 避免長期蹲跪的動作如：蹲著做家事或跪著擦地板
- ☐ 訓練膝關節周圍的肌肉，以增加膝關節的穩定性，減緩關節的磨損（請見本書 p.092 參考圖片）
- ☐ 運動中如果感到不適，應立刻停下來

※ 備註：身體質量指數（BMI）：體重（公斤）／身高^2（公尺^2）

痛風（Gout）

旅遊中常有機會大吃大喝，如海鮮、火鍋高湯、啤酒等，會使痛風發作機會升高。

痛風與血中尿酸濃度有關。尿酸一旦開始沉積在關節，就會形成一個核心，每次發作都可能會有新的尿酸圍繞此一核心沉澱，久了會凝結成「痛風石」，導致關節凸出變形。有些痛風石可達雞蛋般大，上頭還有潰瘍，嚴重影響肢體功能。痛風結石也有可能沉積在腎小管內，影響腎臟功能。高尿酸也經常伴隨高血壓、高血糖和高血脂一起出現，是心血管疾病的危險因子。當尿酸溶解度因為氣溫降低而變低，就會在關節內產生「尿酸鹽結晶」而引發關節疼痛，這也是為何痛風常在夜間氣溫較低時發作的原因。

認識普林

- ☐ 普林存在於細胞核內，經過新陳代謝後就會產生尿酸，尿酸結晶沉積在關節處引起發炎反應，而產生劇烈疼痛，就是「痛風」。

尿酸過高的原因有體質因素，也有飲食因素。人若攝取過多高普林的食物，在人體內轉換成尿酸；尿酸沉積在關節中，達到一定量之後就會引發痛風症狀，關節會紅、腫、熱、痛，以腳大拇趾關節最常見，嚴重者會痛如刀割，根本無法入眠或行走困難。

治療方法在平時應少吃高普林的食物，如動物內臟、海鮮，肉汁、火鍋高湯、雞精。但以往認為會激發痛風的高普林植物，如豆製品、香菇、花椰菜等，最新研究顯示與痛風並無相關性。在急性發作時應服用消炎止痛藥物，這類藥品很多，但阿司匹靈不可使用，因其有阻止尿酸排出之副作用。降尿酸藥物在急性期也不應使用，因反而會刺激關節更加疼痛。

痛風號稱「來去一陣風」，若治療得當，來得快也去得快，因此很多病人痛過了就掉以輕心，依舊大吃大喝不忌口，直到痛風再度發作，實屬不智。痛風患者出國旅遊，除了「飲食忌口」是大原則，旅行前應備妥常備藥品最重要。若是旅途中突然痛風發作了，應多補充水分、盡快服用止痛消炎藥物，但切記不能在急性期服用降血中尿酸濃度藥物，以避免痛風症狀加劇。

含有普林成分食物簡表

高普林食物（每 100 公克食物含 150~1,000 毫克）
肉汁、火鍋高湯、內臟、牡蠣、烏魚、白帶魚、蛤蠣、沙丁魚、魚卵、吻仔魚、小魚乾、酵母粉
中普林食物（每 100 公克食物含 25~150 毫克）
秋刀魚、鰻魚、旗魚、烏賊、鮑魚、豬牛羊肉的瘦肉部分、雞肉、一般豆類、花生
低普林食物（每 100 公克食物含 0~25 毫克）
蔬菜、水果、奶類、蛋類、油脂、米飯、麵條、通心粉、太白粉、乳酪、海參、芋頭、麥片、瓜子、甘藷、玉米、馬鈴薯

拇趾外翻
（Hallux Valgus）

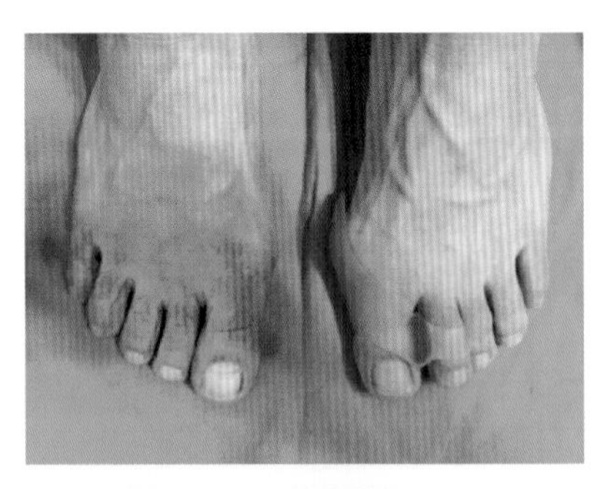

拇趾外翻大多是因為經常穿太緊的尖頭鞋或高跟鞋，對腳趾造成壓迫，所以有此狀況者大多是女性。拇趾外翻，不只引起疼痛，且有可能導致關節歪斜變形，連帶出現O型腿、膝蓋痛、腰痛等病症。

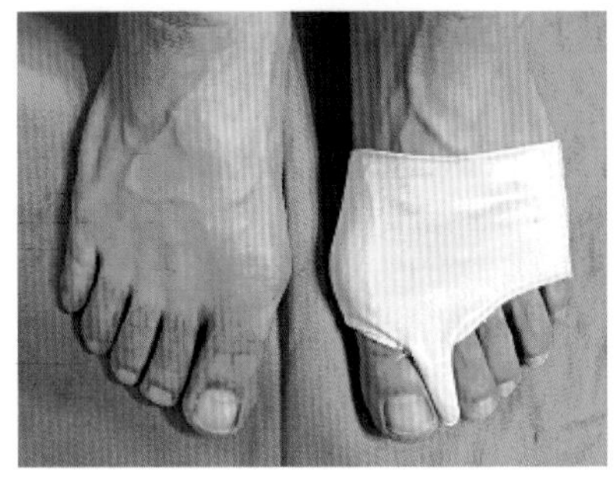

拇趾內側關節護墊

有拇趾外翻的人出門旅遊，應穿著鞋跟不超過1吋的寬楦頭鞋，增加第一蹠趾關節的活動範圍，以減少變形。或是使用鞋墊、腳趾分隔器、拇趾內側關節矽膠護墊，或是改穿腳掌心部分有支撐設計的鞋子，來緩解站立及走路時將重心放在前腳尖的壓力，以減少腳趾頭的負擔。

選一雙好鞋，預防拇趾外翻

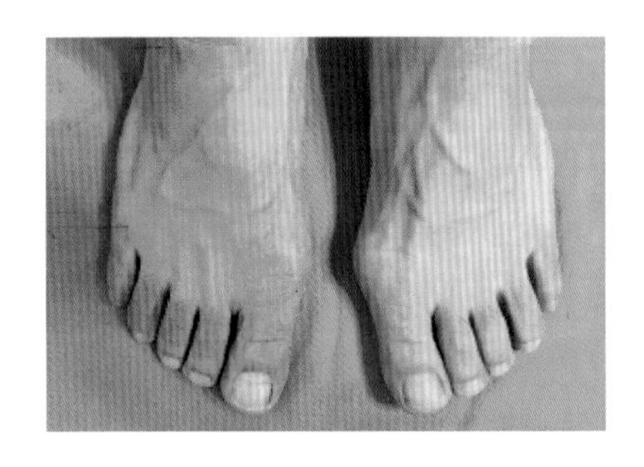

拇趾外翻

每一個人的腳型與大小不同，鞋子必須適合我們的腳，而不是勉強我們的腳去適應所謂漂亮的鞋子。一雙好鞋子必須在一開始就讓我們覺得很合腳，不可期待那鞋子穿久了變鬆或變軟。等到那時，我們的腳早就受擠壓甚久而有傷害，而鞋子變形後也早已無當初所謂的漂亮了。真是賠了夫人又折兵，相當不智。

醫師建議選購鞋子的兩點注意事項：

1. 在傍晚試穿買鞋

一天當中，腳的體積會有所變化，早上會比較小，傍晚會增大 4%。另外，當姿勢從坐到站，腳寬度甚至會增加 2 號，長度會增加半號。建議買鞋最佳時機是傍晚時分，最好兩腳一起試穿，因為有不少人的兩腳並不一樣大，選擇鞋子要以較大的那隻腳為原則。試穿時一定要站起來試走幾步再做決定。

2. 購買真皮、低跟、包覆度較佳的鞋款

因為旅遊時頻繁步行會讓腳部腫脹、休息時腳又會縮小，建議購買有綁鞋帶的鞋子。綁帶鞋較能適應腳部體積變化，還可以使鞋子牢靠地固定在腳上。鞋的材質要輕柔有彈性。真皮較能透氣，可以減少腳部出汗帶來的悶濕困擾。

鞋跟高度最好在 1 英吋左右，鞋跟不可太細。太高太細的鞋子使人走路費力、容易扭傷。高跟鞋因為沒有綁帶，腳背的部分開口設計較大，為求走路時高跟鞋不鬆脫掉落，只能用腳的前後兩端來卡住高跟鞋，很容易疲累扭傷。為求漂亮，高跟鞋通常又會設計得比腳小一點，對足部長期擠壓，更是雪上加霜。

漂亮的鞋子前端通常是尖的，會從內外兩側壓迫腳趾，產生大腳趾外翻或小趾內翻的狀況。時間一久，當這些畸形固定下來，即使脫去鞋子畸形依舊存在。久了不僅疼痛異常，嚴重時可能必須接受手術矯正。

因穿鞋而引起身體不適的現象！

□ 胼胝（腳部硬塊）

有人在腳前下方產生硬塊（胼胝），除了勞力工作者外，原因多是穿不合腳的鞋子，讓應力集中，造成足底皮膚增厚硬化。

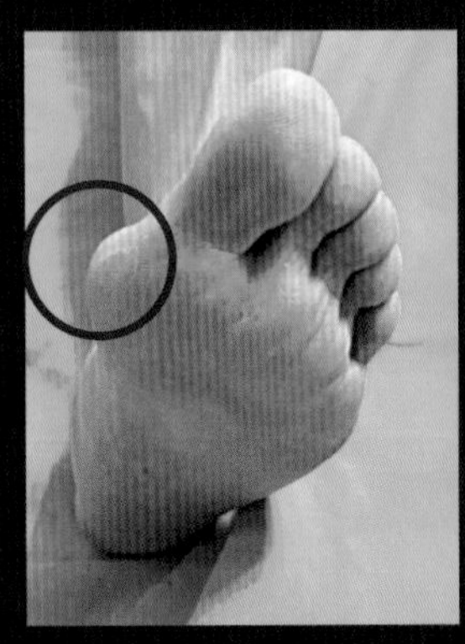

胼胝

□ 腳後跟紅腫發炎

因高跟鞋卡在腳後跟的地方較緊，常會在腳後跟處產生紅腫熱痛的發炎現象。

□ 阿基里氏腱發炎

穿不合腳的鞋子磨擦到腳跟會使阿基里氏腱發炎而疼痛。阿基里氏腱是人體最長的肌腱，除了容易發炎，中年以後還因其彈性逐漸變差，很容易於旅遊中因突然加劇的運動而產生斷裂，小腿腹會像是被鋼條打到一樣痛，後腳跟會腫脹和瘀血，無法做墊腳尖的動作。而中年以後其血液循環又已變差，所以即使動手術也很難癒合。

□ 腰痠背痛

如果高跟鞋跟太高，也會使整個腳部結構失去彈性，避震效果變差，腳部容易勞累，連帶小腿肚痛與大腿前側痠痛，甚至腰椎會過度彎曲而腰痠背痛。

足底筋膜炎（Plantar fasciitis）

出門旅遊除了坐飛機坐車外，大部分都是靠雙腳在行進，所以腳是我們旅遊時不可或缺的大功臣。而足底是承受我們站立、走動最大壓力的部位，極為重要。最常見的疾病就是「足底筋膜炎」。

一隻腳有26塊骨頭，為了固定這些骨頭，除了韌帶外，需要靠一條「脛後肌腱」，從小腿後側延伸到腳內側來支撐起足弓；足底還有個扇形的結締纖維組織「筋膜」，從跟骨延伸到五個腳趾，撐住這些骨頭。在走路時，筋膜會隨著步伐一張一弛。這片足底筋膜就像是人體的天然避震器，承受全身的重量並吸收來自地面的反作用力。

足底筋膜炎與足底的脂肪層變薄而減少避震能力相關，也與過度使用有關，例如站太久、走太長的路或走在不平的石子路面而造成了足底筋膜的受傷發炎。足底筋膜炎典型症狀有三部曲，首先是早上起床後或休息一陣子之後，剛開始踩地時腳底突然劇烈疼痛，繼而是不得不走路之後又有所改善，再來是在走一段路之後，又劇烈疼痛。

有足底筋膜炎的患者最先要做的就是：

1. 多休息，儘量不搬重物，不宜久走，停止爬山、慢跑等運動。
2. 要去旅遊時，建議穿一雙合腳、鞋底避震效果佳的鞋子。
3. 剛下床時幫腳熱敷。
4. 必要時服用止痛消炎藥物。

特別篇——
旅行中小腿與腳部最常發生的症狀之處理

TIPS 1
走太久，腳又起水泡了：

如果水泡不疼，暫時不處理保持原樣即可。如果水泡會痛，可用乾淨的水清潔該區域，再以優碘消毒，用消毒過的針具，將水泡刺穿，把其中水分排除，但保留水泡皮膜以保護底下組織。

TIPS 2
腳突然抽筋：

先使用熱毛巾、熱水袋敷在抽筋部位，可以促進肌肉的血液循環，緩解痙攣的疼痛感。再來是雙手快速搓揉抽筋部位，也能緩解抽筋帶來的不適。

之後可以嘗試漸進式的將抽筋部位拉直。自己一人時可以扶住牆壁，用抽筋的那隻小腿單腳站立，將腿部肌肉拉直。若有人可幫忙，抽筋者仰臥，讓他人將其小腿按摩，以溫和穩定的力道，將抽筋的肌肉緩緩拉直。

TIPS 3
腳好麻：

腳麻原因大致可分成血管性（包括糖尿病、動脈硬化、靜脈塞住）與神經性（中樞神經與周邊神經障礙，如椎間盤突出、或頸、腰椎狹窄造成神經壓迫）兩方面。在旅行中，應先減少外力因素，如太緊的鞋襪，過度頻繁彎腰或提重物。 回國後應盡快找專家診治。

外傷相關疾病。

Before

外出血、燙傷、扭傷和骨折等，這些雖然是日常生活也可能會遇到的意外，但當我們身處異鄉，缺乏習以為常的醫療網絡，人生地不熟的我們得自行判斷：可以繼續旅遊？立即到當地醫療院所就醫？或是趕緊回國？如果能夠依照本篇建議的原則對傷處進行急救處理，則對我們的生命安全更多了一份保障。

林先生和林太太帶著家裡的兩個男孩去德國露營野炊，享受從都會區解放，到原始森林呼吸芬多精。好動的九歲哥哥，看到滿籃的食材，拿起菜刀便動手切著他最愛的煙燻火腿，誰知才切第一刀，食指切出了一道傷口，林小哥痛得哇哇大哭，鮮血和眼淚一起流出來……外出血包紮步驟請見 p.108

秀秀和大學死黨一起去韓國，適逢寒流來襲，這群生在亞熱帶的小妞們，當然要大嗑韓式火鍋，滋補又暖身。老闆把火鍋端上桌時，秀秀正在用手機自拍，前拍、後拍、左拍、右拍……拍得正起勁，當然沒注意身後的火鍋，不小心撞上鍋子，嘩啦嘩啦，滾燙的湯和食材都倒在秀秀身上……燒燙傷請見 p.109

阿偉熱愛運動，趁著放假去找定居美國的大學同學阿華，兩人一同去美國著名的優勝美地國家公園攀岩。阿華說攀岩能訓練肌耐力、集中思考力、釋放壓力，又可以遠眺一望無際的風景，他非常熱愛。沒想到阿偉初次嘗試，過於大意，一步採空，繩索隨身體重量脫落，阿偉從高處摔下，左手左腳劇烈疼痛，無法動彈……骨折請見 p.111

割傷非小事，外出血（External Bleeding）該怎麼辦？

旅遊時受傷最觸目驚心的就是外出血，例如露營時自行烹飪、爬山時叢林探索……若不小心就會造成四肢切割傷、臉部軀幹之撕裂傷，嚴重出血會造成心跳加速、脈搏微弱、進而血壓下降而休克，嚴重者可能死亡，必須緊急送醫。

評估外出血，依照輕重程度個別處理

在旅遊中發生外出血，除非團隊中剛好有醫師，否則必須自行判斷外出血的情況是否嚴重。那麼一般人如何評估外出血的嚴重程度呢？醫師建議可以依照**「色 Color」**、**「溫 Temperature」**、**「動 Motion」**、**「感 Sensation」**的口訣來評估受傷程度。

INFO
處理傷口前必戴的手套
□ 救護者可能接觸患者的血液、體液、黏膜或分泌物時，自己必須先戴手套。以免因急於熱心救人，而使自己感染傳染病。

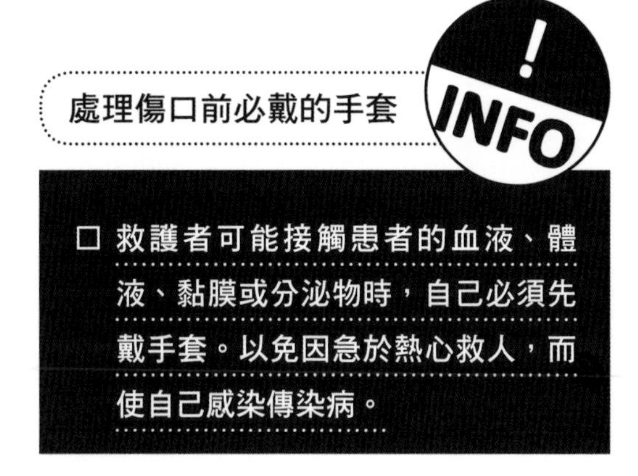

色—肢體顏色蒼白。

溫—溫度冰冷。

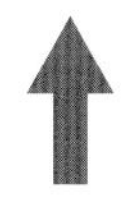

如果發生上面兩項情況，代表傷者的血液循環已經受損。

動－肢體無法主動活動。

感－傷處失去感覺。

如果發生上面兩項情況，表示傷處神經已受傷害，必須緊急送醫。

但若肢體受傷之後的「色、溫、動、感」都還好，醫師建議可以用「PRICE」即「護息冰壓抬」的程序口訣來處理：**「護 Protection」、「息 Rest」、「冰 Ice」、「壓 Compression」、「抬 Elevation」**。

護－對受傷部位之保護。輕傷暫且減少移動或加上繃帶保護，重傷則必須以旅遊中身邊隨手可得的雨傘、木板予以包裹支撐。

息－要停止受傷部位之移動或運動。

冰－在受傷 48 至 72 小時內，每隔 2 到 3 小時給予冰敷 15 到 20 分鐘。使用冰塊的目的是降溫消腫，若於野外一時難以取得，不用也沒關係。

壓－不冰敷時給予彈性繃帶壓迫包紮。在外地旅遊，若手邊沒有繃帶可用，可改用乾淨的毛巾、甚至絲巾、或將衣物床單剪成長條代替。

抬－將受傷部位抬高於心臟水平，以減少血液循環至受傷處，減少出血。

旅遊中突然外出血怎麼辦？

旅遊時輕度外出血，最方便且有效的就是「直接加壓止血法」：利用身邊隨手可得的「手帕」、「毛巾」、「乾淨餐巾」或「被單」直接覆蓋後，先以手直接加壓止血。血止了以後，再以任何現場可取得的長條形布條如：「領帶」、「長袖子」、「褲管」等，以均勻壓力將傷口纏繞，若還是不放心，則將傷患送往醫院交由專業醫師處理。

旅遊時遇到外出血可運用的包紮工具

旅遊時遇到外出血，如果在臺灣，大型專業藥局可買到充氣式冰袋（Inflatable ice pack），可以同時冰敷、加壓與抬高，非常方便。但在國外旅遊，當地可能沒有此種設備，則可向旅遊地就近的餐廳或旅館要塑膠袋，裝冰塊，外頭再捲毛巾以避免皮膚凍傷。再以剪成條狀的毛巾，由受傷處下方往上方纏繞。但不可纏繞太緊，以避免神經或血管傷害。此時可以前述色、溫、動、感的口訣來評估繃帶是否纏繞過緊；若有，則必須立即予以鬆解，重新纏繞。

有時外傷除了嚴重的出血之外，也可能合併有骨折的情形發生。斷裂之骨頭尖端可刺穿撕裂皮膚、肌肉、組織及神經，如傷及血管則會造成嚴重的出血，若不加以固定，移動之骨折邊緣會再次傷害其周圍組織血管，造成持續出血。在臺灣的大型專業藥局可以購買到充氣式夾板（Inflatable plywood），它能提供固定與壓迫止血功能，而且因它是透明的，可以同時觀察傷口出血之情形。而在國外旅遊，我們不一定能在當地購買到如此專業的充氣式夾板，應變的方法則是以用木片、塑膠片或瓦楞紙等硬物充當夾板，除了有固定功能之外，也有助於止血。

緊急包紮步驟 Step By Step：

① 向就近的餐廳或旅館要塑膠袋裝冰塊。

② 塑膠袋外頭再捲一層毛巾布，以避免冰塊袋直接敷用在傷口處，造成皮膚被凍傷。

③ 把毛巾布放在傷口上方。

④ 剪成條狀的毛巾做成綳帶，由受傷處下方往上方纏繞，切記不可纏繞太緊。

⑤ 最後打結即完成。

燒燙傷（Burns/Scalds）可以直接敷冰塊嗎？

燒燙傷也是旅途中會發生的意外，無論是露營燒水、生火、野炊，或是吃火鍋、到旅館洗頭洗澡時不小心將熱水器調到最燙……種種被熱水、火苗或是發熱物體所傷的意外，遭殃的都是皮膚。皮膚是身體最外層的保護器官，可以抵抗外界刺激物及微生物的入侵，具有體溫調節的功能，並可經由汗腺排泄一些新陳代謝後的產物。若不幸遭遇燙傷，不但會失去原有的功能，甚至還會釋放有害的化學物質，而且壞死的皮膚組織更成為全身感染的門戶，不可不慎。

除了通知救護單位，在送醫前，我們可以用「**沖、脫、泡、蓋、送**」的口訣幫助患者。

沖 燙傷的部位用清潔且流動的冷水輕輕沖 20~30 分鐘，直到不痛為止。但不可塗醬油、牙膏或不明藥物，避免傷口細菌感染。也不可使用冰塊，因會造成受傷處凍傷。

脫 充分浸濕後，在冷水中小心除去衣物。如果不易脫下，可用剪刀剪開衣服。小刀在野外具有多重功能。本書建議領隊或有計畫到野外旅行者，應隨身攜帶小刀。若身邊真的沒帶，則千萬不要強行剝除任何緊黏傷處的衣物，以避免造成進一步傷害。若燙傷在手部，在傷處尚未腫脹前，小心將手上戴的物件如：戒指、手環、手錶等輕輕脫下，以防肢體腫脹後造成神經血管傷害。萬一戒指不幸卡住拿不出來，請保持原狀，盡快送醫。

泡 浸泡冷水中 10~30 分鐘。如果是遇到化學灼傷，則不要泡在水裡，以免造成其他未受傷處也被灼傷。

蓋 使用乾淨布條或棉質衣物覆蓋在傷處上並加以固定。

送 在開始急救同時，請通知當地消防單位，盡快送醫。

被多人傳頌的燙傷急救偏方，是不是真的有效？

一旦旅遊時發生燙傷，有時會因同行者眾多、熱心過度，提供各種偏方，可能會使燙傷惡化！比如有些長輩真的會建議燙傷者在傷口上撒鹽——「鹽能吸熱和滲透，所以可以降溫啦！」；殊不知鹽也有抑制血管組織新生的能力，因此泡冰鹽水或撒上鹽再用濕面紙敷蓋燙傷處的這類偏方，反而會使傷口潰爛。

另外，有人會建議立刻在燙傷處敷冰，則可能讓已燙傷的皮膚被凍傷；也有人會在燙傷處塗抹牙膏、藥膏、乳液或油脂，尤其旅館房間裡牙膏和乳液取得最為方便，但這些物質都會將「熱」包覆住，減緩降溫的速度，送醫治療時，這些物質也會增加傷口處理的困難。

建議大家不要採用這些偏方，還是遵照「沖、脫、泡、蓋、送」的步驟來幫忙患者。

旅途中發生骨折 (Fractures) 或脫臼 (Dislocations) 應如何處理？

旅遊時所發生的肢體傷害，與當事人當時所從事的活動有關，而當事人適合從事的活動，又與其年齡相關，年紀較大者旅遊時不宜從事太刺激的活動。

中老年人多少已有骨質疏鬆，可能因輕度活動中遭受輕微跌跤或扭傷就造成骨折，像是肩膀肱骨近端骨折、脊椎壓迫性骨折、髖部骨折、膝關節粉碎性骨折、髕骨骨折、踝關節骨折。這些骨折嚴重程度與其所受傷害不成比例，很容易被當事人忽略，同行者或導遊應提高警覺，儘速將其送醫。

而年輕人比較喜歡從事較激烈之活動，滑雪、騎重機、爬山、游泳、高空彈跳……樣樣都想嘗試，容易造成肩關節脫臼、鎖骨骨折、脊椎炸裂性骨折、骨盆骨折、膝關節前十字韌帶或後十字韌帶斷裂、膝關節內側韌帶斷裂、半月軟骨破裂以及踝關節韌帶斷裂。因上述類型的傷害多在激烈活動時發生，發生後病人又會嚴重疼痛，同行者或導遊多會立即將其送醫。

必須緊急處理的三種狀況

骨關節外傷的類型很多，但必須立即醫治的有三大類：「開放性骨折」、「脊椎骨折」和「關節脫臼」。

開放性骨折：

骨折斷端與傷口相通，這樣的骨折通常比較粉碎、更難癒合、更容易感染骨髓炎，也更容易有多重傷害，所以得立即送醫處理。

脊椎骨折：

原本只有骨折而無神經損傷之病人，很容易因為同行友人之過度熱心搬動病人，使脊椎斷處的神經遭受更多傷害，嚴重的可能會終身癱瘓。遇到可能有脊椎骨折之傷害，應讓病人留於原地、保持靜止，打電話通知急救單位趕緊前來處理。

關節脫臼：

脫臼時間越久，關節旁組織越僵化難以處理，肢體變形也可能影響到血液循環或神經傳導，尤其是膝關節脫臼，應緊急送醫處理。

不論是那類病人或那種傷害，在送醫之前，上肢都需用三角巾托吊，旅遊在外時可以用絲襪、褲襪、絲巾等替代三角巾；下肢可用木棍或雨傘固定受傷腿，或將健康腿當做固定物綁住受傷腿。

送醫之前的骨折患部固定術

在送醫之前，不論是骨折或脫臼，不論有無使用夾板、護木固定，上肢都可以用三角巾托吊，下肢受傷可用木棍固定受傷腿，或將健康腿當做固定物綁住受傷腿。

□ 正確使用三角巾的方法

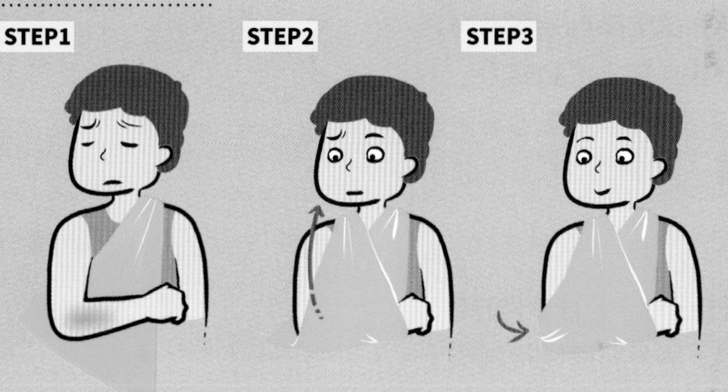

□ 使用木棍或健康腿固定傷腿

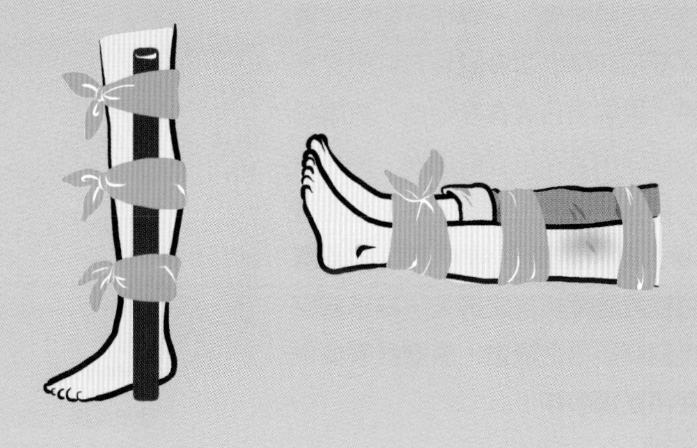

踝部扭傷該怎麼處理？（Ankle Sprain）

旅遊時無論是市區逛街、郊區賞景，因走路走得比平時多，有更多機會造成踝部扭傷，最常見之姿勢為足內緣上翻時，遭受來自外側方向之扭力，即台語所謂之「翻腳刀」，意思是腳踝扭傷時，整個腳掌內緣上翻，好像一把平放的刀直立起來一樣。

內翻

外踝拉傷

外翻

內踝拉傷

踝關節遭受傷害時，可能多條韌帶、肌腱、骨骼、神經都同時被破壞。而因為踝關節韌帶受傷與骨折兩者從外表看來都是腫脹、無力行走，一般人難以區分，建議若在旅遊中發生旅人無法再走路的腳踝扭傷，一律送至醫院給醫師檢查。受損韌帶之本體感覺及肌肉之反應會變慢，很容易日後再度受傷，建議腳踝扭傷者旅途中若不能提前返家，便應該多在室內休息，不宜再多加走路。**很多腳踝扭傷病人有持續踝關節疼痛及反覆腫脹。建議曾經腳踝扭傷之病人，為求減少之後再度腳踝扭傷之機會，旅遊回家後也應持續使用護踝半年。**

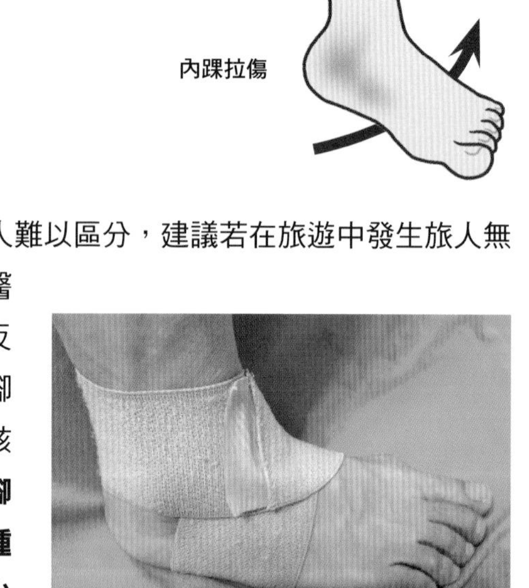

使用護踝，以防再次受傷
（本圖中使用繃帶型護踝）

好用？不好用？
—市面常見護踝選用破解法

破解 1
可自行調整鬆緊的護踝：

建議帶團領隊隨團準備，因可自行調整鬆緊度，團員不慎腳踝受傷時，不論體型壯碩或苗條者，可調整使用。

破解 2
遠紅外線護踝：

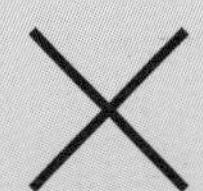

護踝之作用主要在物理支撐，有無遠紅外線，最終效果差異不大。

破解 3
壓縮護踝：

依照「護息冰壓抬」之口訣，壓縮護踝可提供護與壓之功能，只要避免過緊而壓迫到血行或神經，是一個不錯的選擇。

破解 4
冰／熱敷束帶：

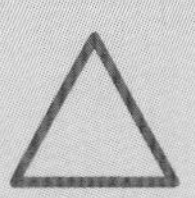

依照「護息冰壓抬」之口訣，旅行時發生急性傷害，帶有降溫功能的冰敷束帶，對病人有更大之幫助。但急性期不建議使用熱敷束帶，以免病人更加腫脹疼痛。

低溫效應相關疾病。

Before

不管是到格陵蘭島看冰河的崩落，玉龍雪山看壯闊的冰川，或是冰島、阿拉斯加追極光，更有人前往北極或南極旅遊，動不動面對 0°C以下的氣溫，對地處亞熱帶的臺灣人來說，還真的是受不了。當身體長時間處在酷寒的環境下，或當身體散熱的速度快過產生熱能的速度，就容易造成疾病。

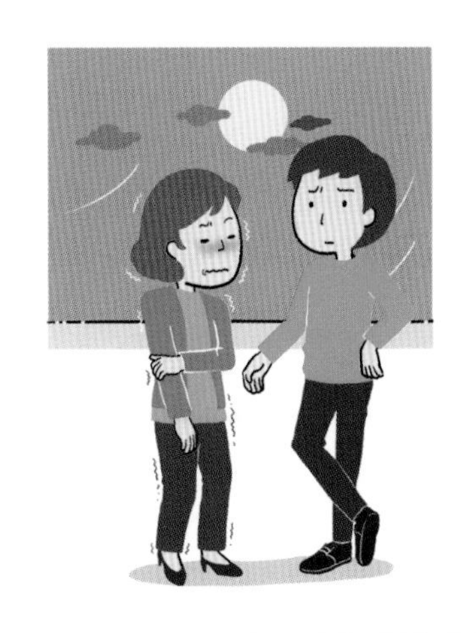

高爺爺和兒子、媳婦到英國探視在當地留學的寶貝孫子，順便一家人留在英國跨年，體驗異國新年不一樣的風情。他自認平常有運動習慣，英國緯度又不算太高，就算正值冬天，也覺得不用穿太多，以免影響行動靈敏度。跨年那天過了午夜，高爺爺正準備回飯店，卻發現手腳開始不靈活，想移動卻邁不開腳步……低體溫症請見 p.118

王先生與林先生兩家人相約去日本北海道賞雪泡湯，當然不會錯過日本規模最大、最具代表性的札幌雪祭，夜晚燈火通明五彩繽紛，與白天截然不同的夢幻般的景色，讓人流連忘返，還有到十勝岳溫泉區吃美食、泡溫泉，更是冬天的最大享受，附近還有滑雪場。但無論是札幌還是十勝岳，路上都是厚厚的積雪，大家開始感覺鞋襪都濕了……戰壕足請見 p.122

小靜一家人報名了美國阿拉斯加極光之旅，他們來到阿拉斯加中部地區的費爾班克斯市，這裡正是欣賞極光的重要城市，冬天的夜裡不僅不冬眠，相反的，正是迎接極光的重要時刻，然而，每年的 11 月到隔年的 2 月，即便是白天的最高溫，也在攝氏0℃以下，更不用提在冷冽的夜裡。小靜的哥哥發現小靜的臉上變得紅通通且開始異常發癢，心裡害怕極了……寒冷性蕁麻疹請見 p.124

低體溫症（Hypothermia）

身體體溫的變化，通常取決於熱能產生和損失是否達到平衡。以馬拉松路跑為例，當我們長時間跑步時，身體會不斷的產生熱能，並經由流汗及呼吸等不同的形式調節體溫；然而，當跑步遇上冷空氣或是下雨，身體熱能可能加速流失，當身體散熱的速度快過產生熱能的速度，就可能造成低體溫。

低體溫症症狀會對身體產生什麼影響？

所謂的低體溫，是指核心體溫（如肛溫、耳溫、腋溫）降至 35°C（95°F）以下的狀態，通常是由於長時間處在寒冷環境中所引起。體溫過低經常是由於長時間暴露於下雨、暴風、雪地或浸在冷水中所誘發。按照低體溫的嚴重程度可區分為：輕微低體溫、中度低體溫和嚴重低體溫，出現低體溫的情況時要立刻保暖並保持乾爽，最重要的是暫停一切旅遊行程，並立即求醫。

嬰幼兒和老年人最易發生低體溫症

在面對嚴寒環境時，兒童、老年人，或是長時間待在寒冷的氣候下進行戶外活動者，特別容易發生低體溫症。

嬰幼兒產生體熱的能力多半不足，發生體溫過低的嬰兒，通常可由皮膚變冷及活動力下降來察覺，會表現的異常安靜，甚至拒絕喝奶。

老年人則因為身體老化，新陳代謝速度一般較年輕人來的緩慢，對於體溫的改變經常是不敏感的，可能已經發生了低體溫症狀，卻仍然感覺不到體溫的降低。因此，低體溫在老年人身上發生的機會更大，這時我們可觀察老年人是否已出現皮膚變冷及行動緩慢的症狀。

低體溫症症狀表

低體溫程度	體溫度數	症狀
輕微低體溫	32~35°C（90~95°F）	出現顫抖 四肢不靈活 四肢末梢會出現麻木感 感到虛弱
中度低體溫	28~32°C（82~90°F）	寒顫情形加劇 口齒不清 說話速度緩慢 呼吸變淺 脈搏變弱 大腦無法思考 注意力難以集中 嗜睡 感到害怕
嚴重低體溫	低於 28°C（82°F）	意識混亂 記憶喪失 言語不清

體溫過低的預防與治療

旅遊活動預防低體溫的發生，最好的方式就是注意旅遊地的氣象預報，儘量遠離寒冷環境的暴露。若到高山或高緯度地區旅遊，也應留意**衣著或裝備是否齊全**。

此外，針對極地氣候，熟知的戶外活動用品店，也有相當多機能性衣物，可供選擇，包括**抗強風、防水、保暖、吸濕排汗及發熱衣**，都可有效阻擋熱能的流失或將體熱做有效率的保留，選擇適當的裝備或機能衣可以避免低體溫的發生。另外，可能外露接觸冷空氣的身體部位，包括臉、脖子和手部，也應該**戴上毛帽、圍巾或手套**，以避免身體熱能的迅速流失。一旦身體被淋濕，應該盡快換上乾燥的衣物，濕冷的衣服會使身體迅速喪失保暖功能。**定時進食與飲水，為身體適當補充熱量**，也有助於保暖。

體溫過低如果不立刻施予治療，患者的身體狀況可能會進一步惡化，意識會逐步的產生改變，甚至進展為死亡。發現體溫過低時，倘若無法立刻找到緊急醫療，也應立即進行醫療照護，並防止體溫的進一步下降。

患者若處於戶外如高山上或空曠處，因為容易造成體熱的迅速流失，應該想辦法找到遮蔽處，防止低體溫症狀的惡化，包括卸下已經被淋濕的衣服，**替換上乾燥溫暖的衣物**，而原先未遮蔽之處像是手腳，也應以衣物蓋住，以防止熱量的進一步流失。我們可以使用乾燥的睡袋、毛毯、衣物、毛巾、被單，逐步進行回溫，以保護患者的重要器官，或是**用溫水瓶、暖暖包放在頸部、腋窩或鼠蹊部**，因為這些地方有大血管，可經靜脈把熱量帶進身體核心部位，但要注意**不可使用熱水浴等快速回溫方式**，因為可能使冷的血液快速進入心臟與腦部，造成新的傷害。

登山糧食的準備

登山活動時體能消耗大，約是平時活動量所需的 2~2.5 倍，因此，「糧食」的準備是一門學問，必須考量登山環境的變化及行程所需，兼顧體積小、重量輕、保存久、熱量高及易於烹調消化等特質：

- □ 登山前不要飽食，而行進中應該視時機酌量補充水分與鹽份；如果水喝的太多，不僅體內的電解質會快速流失，而且會增加體力的消耗。
- □ 高山上的氣溫較低，需要高熱量的糧食（食物以高醣、低脂為主）補充體力，酒精飲料雖然可在短時間內使身體暖和，但因會使微血管擴張，反而消耗身體能量、增加失溫風險，因此不建議飲酒。
- □ 依據個人的每日營養攝取量及活動天數估算所需的食物份量，並攜帶綜合維生素做適度的補充。

寒冷、潮濕環境易引發的戰壕足（Trench Foot）

戰壕足是指雙下肢長時間暴露於寒冷、潮濕的環境當中，造成局部的血液循環發生障礙，所引起的一種非凍傷性組織損傷，多發生在軍隊士兵，從一次到二次世界大戰，都有病例報告。

戰壕足由來

□ 西元 1812 年，當時拿破崙軍隊正從俄羅斯撤退，據說撤退的關鍵的原因之一，正是當時的外科軍醫多米尼克（Dominique Jean Larry），他發現全軍隊的士兵，多數得到了戰壕足，這也使得拿破崙的軍隊動彈不得，進退維谷。

足部血液循環不佳讓身體反應變遲緩

當我們到高海拔山區進行健行活動時，經過長時間的走路與攀爬，要留意襪子是否因腳汗或浸泡到水而濕透，如果發現襪子濕了，就必須立刻進行更換。因為當兩腳長時間穿濕襪子時，可能使得腳部的血液循環不佳，造成戰壕足，更要留意鞋襪是否穿的過緊，因為這可能導致血管的收縮舒張功能障礙，造成局部缺血，使組織發生二度損傷。

當雙腳暴露在濕冷的環境中，一開始會因為局部寒冷，而產生不舒服的感覺，而隨著暴露時間的延長，身體的反應會開始變得遲鈍，周邊的肢體也會變冷，甚至出現蒼白、麻木、輕度腫脹與周圍脈搏減弱或消失等症狀。

旅遊中突然引發怎麼辦？

一般建議從事戶外活動時，最好穿著寬鬆的鞋襪，並保持腳部的乾燥，適度增加腳部的活動量，可以有效促進腳部的循環，並預防發病。

當戰壕足的症狀出現時，應該囑咐患者立刻除去濕冷的鞋襪，並使患處保持乾燥，再以保暖的衣料進行包裹，停留在溫暖而乾燥的環境中，臥床休息並將肢體放平，讓患處保暖並保持乾燥，以預防發生感染。另外，患處也應避免直接摩擦和加熱，摩擦與不當的熱源，可能造成患處的進一步傷害，但於患側的近端，未產生麻木的區塊，可以嘗試輕柔的按摩，可能有助於血液循環及患處傷口的修復。當皮膚出現破損或潰瘍時，應該立即就醫，醫師會根據疼痛的嚴重程度，給予適當的止痛藥進行疼痛控制，若傷口可能有感染或已經發生感染，醫師也會使用抗生素進行預防性與介入治療，經過保守治療數週後，傷口若不見改善，可以與外科醫師討論，是否有必要進行清創手術。

冬天也會引發
寒冷性蕁麻疹（Cold Urticaria）

蕁麻疹是相當常見的皮膚疾病，發病的原因也相當多元，是過敏的其中一種類型；然而，大多數的人，都認為蕁麻疹只會出現在天氣熱的時候，其實不然，在天氣寒冷的時候也很容易出現蕁麻疹，這就是所謂的「寒冷性蕁麻疹」。

越抓越嚴重，切忌搔抓患部

寒冷性蕁麻疹，經常發生在天冷的時候，並且會反覆發作。當環境溫度驟降，皮膚接觸到冷空氣或冷水之後，可能在接觸部位出現局部性的紅疹，紅疹多半呈現凸起且劇烈搔癢，若不再繼續暴露在寒冷環境之下，約莫半小時至 1 小時左右即可自行消失。寒冷性蕁麻疹多半發生於未被衣物遮蓋的露出部位，如顏面和手部，嚴重的包括口、舌、咽喉等其他黏膜都可能發生水腫，甚至出現低血壓、暈厥等危險徵兆。

旅途中突然引發怎麼辦？

寒冷性蕁麻疹可以分為後天性和遺傳性兩大類，以後天性為主，也最容易發生在寒冷的旅遊環境。注意收聽、收看天氣預報節目，通常可以有效的預防寒冷性蕁麻疹的發生，在旅遊資源豐沛的國度，通常可以很方便的從電視節目，收看到旅遊地的氣候現況。當旅遊地的寒流來襲時，一定要注意保暖，特別是可能外露的皮膚部位包括臉部、脖子和手部，要適當加上毛帽、圍巾、手套和耳罩進行保暖，旅遊活動時也要避免突然接觸冷水。

其次，洗澡或洗手時避免使用強鹼性的肥皂，若使用肥皂，應避免過度清潔，以免皮膚的油脂流失，同時還要保持皮膚濕潤，經常使用護手霜。若發生嚴重的寒冷性蕁麻疹，可考慮服用抗組織胺，使症狀獲得緩解，千萬不要因為皮膚癢而進行劇烈的搔抓，也不要使用熱水燙洗，並忌食易致過敏反應的海鮮及辛辣刺激性食物。

肢體末端部位發生紅腫痛癢的「非結凍性」凍瘡（Perniosis）——非結凍性傷害

非結凍性凍瘡是指當肢體的末端長時間暴露於攝氏 0℃以上的低溫時，皮膚血管對低溫環境所產生的不正常反應。

患部出現持續性紅腫、搔癢

旅遊時，暴露在又濕又冷的環境時，手指、腳趾、耳朵、鼻子等末端部位，皮膚會發生持續性的紅腫，甚至出現暗紫色。患處通常會又痛又癢，晚上睡覺蓋被子時，會因熱而感到奇癢無比，甚至會癢到抓破皮，嚴重時會有水泡或潰瘍性傷口，甚至可能併發續發性細菌感染。

在寒冷的極地氣候，當地的民眾或外來的遊客，多半做了萬全的準備，會穿戴上充足的禦寒衣物，因此，凍瘡的傷害並不多見，反倒是身處亞熱帶的臺灣民眾，到溫帶國家如英國旅遊時，衣著多半不知如何穿最恰當，在濕冷的氣候條件下，外露的末端部分，如果沒有適當的穿戴進行保暖，就可能出現凍瘡。

旅途中突然引發怎麼辦？

到溫帶或寒帶國家旅遊時，如果需要長時間進行戶外活動，最好戴上手套和耳罩，或用毛線帽蓋住耳朵，圍巾遮住口鼻；也可以預先穿好蓄熱功能佳的發熱衣。如果發現手指、腳趾或耳朵紅腫癢痛，很可能就是得了凍瘡，應該立即開始加強保暖並防寒。一旦手腳發生凍瘡，也不要立刻泡在熱水裡，應該讓它逐步回暖。手腳凍瘡發生紅腫癢痛時，可以考慮尋求醫師的診治，並服用抗組織胺或止痛藥物，適當的緩解症狀。

暖暖包的使用時機

當凍傷症狀開始出現時，患處會有刺痛感、麻木僵硬並呈現蒼白顏色，此時可以考慮使用暖暖包來做緊急的回溫處理。我們最常使用的一次性或拋棄式暖暖包，其中的主要成分為鐵粉與食鹽，在打開外袋，暴露在空氣中後，鐵粉會很快地氧化並進行放熱，暖暖包的體積很輕巧且方便攜帶，國人出發前往酷寒地區旅遊時，可以預先準備，將暖暖包放在托運行李當中（切記不可隨身帶上飛機）。

暖暖包使用注意事項：

- □ 外袋打開後，輕輕搓揉或搖晃內袋即可產生熱度，但請不要打開內袋，如果眼睛不慎接觸到暖暖包內的成分，請記得趕快用大量的清水進行沖洗，小朋友若不小心誤食，也請儘速送醫。
- □ 坊間零售的暖暖包，發熱時最高溫可接近 70 度、最低溫也有 40 度以上，因此，使用時，請勿直接將暖暖包貼在皮膚上，建議以薄布包裹或直接貼在衣服的外層，並留意不要長時間使用於同一部位， 建議每 1~2 小時移動一次，並避免併用暖氣用品。
- □ 高齡長者或糖尿病等血液循環不良的個案，其對於熱度的感覺較遲鈍，使用時應多加注意避免被燙傷。另外，小孩或皮膚敏感者，使用時也應小心，若有疑問請先洽詢醫師是否適合使用。

※ 備註：各家廠商製作的暖暖包說明略有不同，此處資料取平均值參考。

肢體末端部位缺血的「結凍性」凍瘡（Frostbite）

與前面所介紹的非結凍性傷害凍瘡，翻譯的中文名稱完全相同，因此經常被混淆。兩者最大的不同點，就在於此處所指的凍瘡，是指皮膚長時間處於攝氏 0℃以下的低溫，以致結凍、缺血甚至壞死的狀況。

患部已呈現壞死狀態

長時間暴露於低於 0℃以下的低溫，組織中的細胞可能結凍破裂，皮膚剛開始會有刺痛、灼熱的感覺，其表面會呈現出白色或稻草色，若停留的時間太久，持續性的低溫可能使組織逐漸轉變為紅紫色或黑色，當組織死亡後，皮膚會慢慢失去知覺。最常發生凍傷的部位包括鼻子、耳朵、臉頰、下巴、手指、腳趾等，嚴重的凍傷可能造成組織永久性的壞死，甚至需要截肢。

當出現凍傷症狀時，要用 37~39℃的溫水浸泡，緩慢回溫，溫水必須以溫度計精準控制，若使用過熱的水，可能導致原先凍傷的組織被燙傷，造成二次傷害，患處慢慢回溫之後，一定要加強保暖，不可再被凍傷。

旅遊中突然引發怎麼辦？

在極地氣候從事戶外活動，最主要必須穿著足夠保暖又吸濕排汗的服裝，同時兼具防風、防水的材質，如此才能有效減少體溫的流失。鼻子、耳朵、臉、脖子等外露部位，應該配戴圍巾、毛帽、耳罩保暖，而腳趾和手指等肢體末梢可以使用保溫效果良好的手套、襪子以保持溫暖。天冷時，除了適度的進食，補充熱量，也可以飲用溫暖的飲料，但應該避免飲用酒精。

凍瘡的分級與判斷

第一度凍瘡

傷害是表淺性的，一開始的症狀是麻木僵硬，並發現患部中央蒼白合併周邊水腫；這時候如果趕快加以回溫，是可以完全復原的。

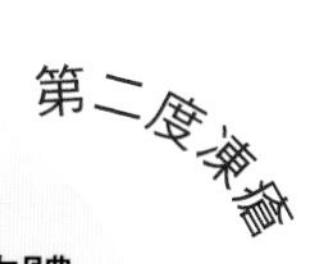

24 小時內形成內含清澈液體的大型水泡，合併周邊水腫及紅斑。經數日後，水泡乾燥後會形成黑色焦痂，如果沒有併發感染症狀的話，結痂最後會自行脫落。

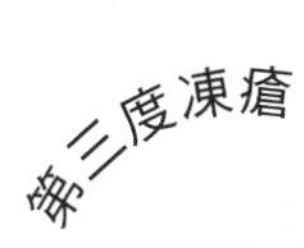

深層的皮膚及皮下組織已經壞死，形成較小的出血性水泡。經過一到數週後，水泡乾燥後會形成黑色焦痂。

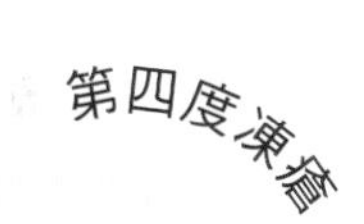

深部凍瘡時，除皮膚外，凍結的部位深及肌肉、肌腱及骨骼，受傷部位呈現深紫色，摸起來堅硬、回溫後沒有疼痛感，完全沒有任何知覺。

旅行時，除注意自己的健康外，也能隨時留意同伴的狀況，特別是同行中的朋友，如果有高齡的長者，因為當低體溫症及凍瘡發生時，老年人不容易自我察覺，應留意同伴有否出現早期症狀。

參加特殊活動必須準備足夠的裝備，並充分瞭解求救的方式。從事高海拔攀爬，或是到極地進行探險，都可能使自己長時間暴露在低溫環境下，應該要在事前做好萬全的準備措施，包括準備足夠的保暖衣物、高熱量的食物或飲料、急用毯（具有防風、防水及保暖功能，質量輕薄、容易攜帶，是戶外活動必備的保溫緊急物品，可在戶外用品店購買）等。最後，萬一自己或同伴出現需緊急就醫的狀況，應該知道要如何對外聯繫及求救。

凍瘡最大的問題，是可能會造成凍傷部位的嚴重壞死（包括肌肉及骨骼），因此發生凍瘡時務必盡快就醫，而在就醫前可以做 P131 所教的緊急處置。

凍瘡急救處理方式：

1. 盡快移除濕冷衣物。
2. 盡快將凍傷病人移到溫暖的環境。
3. 對於患處應盡可能的進行固定，避免運送過程受傷。
4. 不要嘗試摩擦凍傷的組織，這樣反而會造成組織的傷害，可以嘗試利用接觸身體的方式進行回溫，如凍傷的手放在腋下。
5. 腳發生凍瘡，要避免走路。在就醫前，如果需要用凍傷的腳走路，則暫時不將凍傷處回溫，因為反覆的凍傷及回溫會造成更大的傷害。
6. 回溫過程產生疼痛，可使用適當止痛藥以緩解疼痛。

高溫效應相關疾病。

Before

常常聽人說「熱死了！熱死人了！」熱真的會死人嗎？答案是肯定的。根據網路新聞報導：「罕見高溫，飆升至近 50℃，美國 4 人中暑身亡」、「日本總務省消防廳公布數據顯示，短短一星期內，全日本就有 1,069 人因中暑送醫急救，甚至出現 1 人死亡」……熱死人的新聞時有所聞。每個人都希望旅遊時是風和日麗、舒適宜人的好天氣，但有時前往的地方溫度高的嚇人。到戶外活動，人們往往著重在如何防曬，卻容易忽略與氣候及環境相關的「熱傷害」，也錯誤地以為只有在烈日下才會中暑！

小玉從小就立志當六月新娘，並且嚮往舉行海島婚禮，如今夢想即將完成，她和老公從婚禮前兩天就到達峇里島，經過了忙碌而難忘的婚禮，展開蜜月，而炎熱的赤道氣候讓怕熱的老公悶到快透不過氣，一直忍到婚禮完，大伙正開心去泛舟時，小玉老公居然昏過去了……熱昏厥請見 p.137

周先生一家四口去埃及旅行，全家都等不及要一窺這世界文明古國的神祕面紗：金字塔、阿布辛貝神殿燈光秀、孟菲斯人面獅身像、法老王陵墓……。但是埃及白天高溫可達 40℃，而埃及又是回教國家，穿著不能太暴露，周先生一家都覺得快要透不過氣來，暈到站不穩，根本無心欣賞難得一見的古文明……熱中暑請見 p.138

郭先生和郭太太到美西旅遊。從臺灣搭飛機到洛杉磯，先玩附近知名景點，再從拉斯維加斯開車到被聯合國教科文組織認定的世界遺產——大峽谷。一路上都是接近沙漠的氣候，烈日當空，坐在車子裡雖然有空調，一下車就馬上汗流浹背，酷熱難耐，郭太太此時覺得頭痛，而且明明是大太陽，怎麼身體居然出冷汗……熱中暑和熱衰竭症狀比較請見 p.141

熱與體溫的調節

什麼是「熱」？

「熱」是能量的一種形式，就是物體的溫度，由分子間震動所產生。由於溫度差異的存在而導致能量轉化的過程，就稱為「熱傳遞」。

熱傳遞主要有三種方式：

1. **熱傳導（Thermal Conduction）**：固體的主要傳熱方式。熱從物體高溫傳向低溫部分的過程。例如石棉的熱傳導性能不好，我們常拿來做熱絕緣材料。
2. **熱對流（Thermal Convection）**：液體和氣體的主要傳熱方式。由於溫度的差異而造成對流。例如悶熱密閉的房間，打開窗戶後，外面新鮮的冷空氣會進入房間。
3. **熱輻射（Thermal Radiation）**：物體不需要透過任何媒介物質，即可將熱的能量向外發散的方式。熱源的絕對溫度越高，輻射越強。例如太陽的熱是藉由輻射方式，傳到地球。

環境中的溫度，主要由熱對流及熱輻射產生。人體感受到的溫度，又和所處的狀態有關，例如同樣溫度，在密不通風的空間內，感覺到很熱，但在有風的樹蔭下，感覺就比較舒服。

人體有自動恆溫調節系統

人體中的「下視丘」為體溫調節中樞，維持體內熱累積及散發兩者之間的平衡，將個人體溫維持在正常溫度範圍內(例如耳溫 35.7℃ ~37.5℃)。為了因應高溫環境，我們的身體會自然而然作出一些生理反應，來調節控制體溫。例如身體藉由不停的排汗或增加呼吸次數等來降低體溫。

人體對高溫的環境也會產生熱適應（Thermal Acclimation）的現象，即在重複及長期暴露於熱環境之後，藉由調整新陳代謝速率、心臟血管功能及加強汗液的製造與排出速率來降低中心體溫，慢慢使身體適應熱環境。例如住在寒帶地方的人夏天來到臺灣，剛開始會覺得很熱，經過幾天以後，越來越容易流汗，漸漸就不會覺得那麼熱了，這就是熱適應的現象。

當身體恆溫系統失衡就會造成熱傷害

如果長時間處於高溫環境或強烈日光照射，加上大量流汗時，卻沒有補充足夠的水分和適量的鹽分，可能會造成「脫水」、「電解質不平衡」和「散熱困難」，體溫調節中心失效，就會產生熱傷害，同時也使原本潛在的健康問題更加惡化。患有高血壓、心臟病、糖尿病、無汗症及腎疾病等患者，不適宜長時間暴露在熱環境下。

高熱環境會造成死亡，最常見的原因就是「熱傷害急症」。四種常見的熱傷害為熱痙攣、熱昏厥、熱衰竭、熱中暑。一旦發生熱傷害時，絕對不能輕忽，需要立即做適當的處理，以免錯過治療的黃金時機，造成不良的後果，嚴重時，甚至會喪失寶貴的生命。

熱痙攣（Heat Cramps）

是嚴重度最輕的熱傷害。其形成原因是對熱或激烈運動不適應的表現。因為過度流汗而導致水分及電解質流失，血中鈉、鉀離子濃度降低，而造成不自主肌肉收縮疼痛。

熱痙攣可能會發生在運動中所有運用到的肌肉，最常發生的是小腿、手臂、腹部和背部的肌肉，會有不自主抽搐、疼痛現象，而且可能連續地發作，甚至會肌肉顫抖。夏天較常發生。另外也可能是熱衰竭的臨床表現。

旅遊中突然發生怎麼辦？

除了補充足夠的水分外，也要攝取適量的鹽分。最好不要在高溫環境下從事太過激烈的活動，時間也不宜過長，讓肌肉群對運動量及環境溫度慢慢地適應，這樣應可避免熱痙攣發生。發生熱痙攣不一定需要就醫處理，以下是幾個緩解症狀的建議步驟：

1. 立刻停止所有的活動，到陰涼的地方休息。
2. 補充水分或運動飲料。
3. 緩和伸展肢體並按摩抽筋的部位。
4. 數小時內不要再從事任何劇烈運動。
5. 如果痙攣持續進行1小時、患者有心血管疾病或是低鈉飲食者，應立即就醫。

熱昏厥（Heat Syncope）

熱昏厥主要原因是長時間暴露在直射的陽光下，或是在高溫、濕氣重、通風不良的室內，進行大量出汗活動後，出現脫水現象，此時皮膚血管擴張而血液聚集在周邊血管，導致腦部的血流不足而引起昏厥。患者皮膚溼冷而脈搏微弱，但體溫不會明顯升高，這和中暑截然不同。

旅遊中突然發生怎麼辦？

應避免在高溫或通風不良的場所，從事大量出汗的活動。處理熱昏厥患者可依照下面幾個步驟：

1. 將患者移至陰涼處。
2. 躺平休息或下肢稍微抬高。
3. 意識清醒時，補充水分或運動飲料。

熱衰竭（Heat Exhaustion）

因長時間暴露在高溫之下，身體出汗而流失大量水分和鹽分，再加上水分補充不足，造成脫水現象，而脫水達體重 2% 以上時，很容易產生熱衰竭。在熱環境中可能只要幾小時，也可能長達好幾天才會發生熱衰竭。

熱衰竭症狀包括無力倦怠、口渴、頭暈、頭痛、虛弱、噁心嘔吐、焦躁不安、臉色蒼白、皮膚出汗濕冷、脈搏快且弱、呼吸快而淺、血壓偏低、體溫正常或稍高（<40℃），意識通常清醒，因熱衰竭而致死的案例不多。如果發現患者意識開始不清則要考慮可能已惡化至中暑。

旅遊中突然發生怎麼辦？

避免在高溫的環境中過久，同時要補充足量的水分和電解質。假如熱衰竭沒有即時治療，可能會演變成中暑。處理方式可依照下面幾個步驟：

1. 儘速將患者移至陰涼處。
2. 補充水分或運動飲料。
3. 鬆開衣物，並在皮膚上覆蓋濕涼的毛巾。
4. 如果情況惡化，意識不清或該患者有高血壓或心臟疾病等病史請盡快送醫。

※ 意識不清者應注意不能從口補充水分。

熱中暑（Heat Stroke）

中樞體溫調節失常，身體排汗機制失去作用，嚴重高體溫，甚至許多器官因過熱而導致機能衰竭，就是中暑。是熱傷害中最嚴重的一種，若沒有適當的急救與治療，很可能致命，死亡率相當高。大多數人以為，只有在烈日下活動才會中暑，其實只要在高溫、高溼度、空氣不流通的環境下活動，不管是戶外或室內，都有可能會中暑。通常中暑較容易出現在熱浪來襲（熱浪係指連續五日最高氣溫超過平均最高氣溫 5℃以上）的時候。高危險族群例如孕婦、老年人、嬰幼兒、酗酒者、肥胖者、服用三環抗憂鬱劑或利尿劑的慢性病患者等，在高溫環境過久，且沒有適當飲水及散熱的情況下，最容易發生中暑。

中暑若未能及時降低體溫，可能造成各種組織器官受損，甚至產生肺水腫、腦水腫、橫紋肌溶解症（尿液顏色呈暗咖啡色）、腎衰竭等嚴重併發症。

旅遊中突然發生怎麼辦？

「及早發現」、「儘速散熱」、「送醫」是預防中暑產生嚴重併發症的三大要點。若延遲治療可能會造成中樞神經系統及多重器官的永久性傷害，甚至導致死亡，一定要馬上送醫。

預防中暑方法有下列幾項：

1. 針對容易「中暑」的高危險族群，一定要避免在酷熱的環境中待太久。
2. 不要在高溫炙熱的時段從事戶外活動。
3. 攝取足夠的水分及電解質。
4. 穿著涼爽透氣的衣物。
5. 戴遮陽帽或撐傘，以減少太陽直接的照射。

以下是救護車尚未到達前的建議緊急處理步驟：

1. 儘速將患者移至陰涼且通風良好處。
2. 鬆開衣物，使用電扇或冷氣幫助散熱。
3. 採最大散熱面積姿勢。若意識清醒，可採半坐臥姿勢；若意識不清，則採側躺姿勢，並預防萬一嘔吐時，嘔吐物造成的呼吸道阻塞或吸入性肺炎。

4. 立即使用冷水降低體溫。用濕涼的毛巾覆蓋皮膚或用淋水方式均可，但不要將患者直接浸在冰水中或用酒精擦拭。假如患者有發抖現象，身體降溫的速度必須變慢，因為發抖反而會升高人體的中心體溫。

以下提供中暑危險係數測定法，做為是否適合在戶外活動的參考。

中暑危險係數測定法：

危險係數＝室外溫度（℃）＋室外相對溼度（％）×0.1

若危險係數＜ 30，屬安全範圍，只須正常坐息。

若危險係數 30-35，須注意水分補充。

若危險係數 35-40，除須注意補充水分外，應避免激烈運動。

若危險係數＞ 40，要強制水分補充，且禁止午間戶外活動。

CHECK 如何判斷中暑了？有下列三種症狀出現時，要高度懷疑為中暑。

□	中樞神經異常，例如出現躁動、講話不清楚、出現幻覺、神智不清、抽搐、昏迷等。
□	嚴重高體溫，可達 40℃以上 。
□	皮膚乾熱而無汗。

※ 其他可能的症狀包括：心跳很快而且血壓過低、頭暈、頭痛、噁心等。

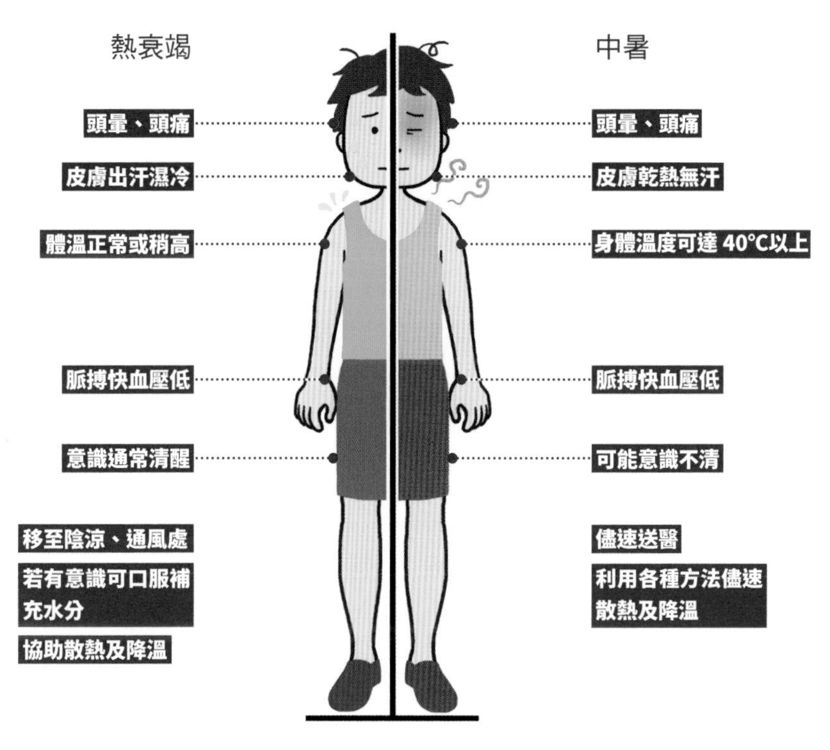

中暑和熱衰竭比較圖

特別篇——防曬常識不可少

在戶外活動，「防曬」是許多愛美女性的重要課題。但其實陽光照射並非只有使皮膚老化變黑而已，嚴重的話還可能癌化！（日光性角化症、基底細胞癌及鱗狀細胞癌）

TIPS 1
UVA 與 UVB 紫外線對皮膚的影響：

陽光中的紫外線是導致皮膚曬黑曬傷的主要原因，紫外線 UVA（波長 320~400 nm）能射入皮膚的真皮層，會使皮膚曬黑、老化、產生皺紋；紫外線 UVB（波長 280~320 nm）主要對皮膚的傷害是在表皮層，會引起皮膚曬紅曬傷，也較容易造成皮膚癌。坊間中有很多防曬的產品，包括保養品及衣物，應依從事的活動及環境做適當的選用。

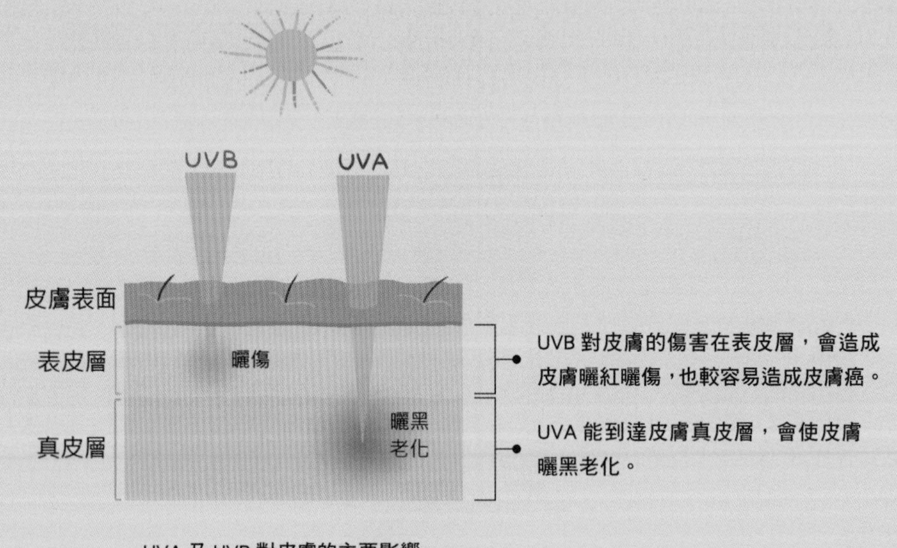

UVA 及 UVB 對皮膚的主要影響

TIPS 2
紫外線的防護方法：

1. 防曬保養品

保養品常見防曬標示：
SPF（Sun protection factor）
PA（protection Grade of UVA）
PPD（Persistent pigment darkening）。

SPF 是指防曬產品能延長皮膚被 UVB 曬紅曬傷時間的倍數，例如原本不擦防曬保養品，皮膚 20 分鐘會被曬紅，擦完該防曬保養品後 5 小時（300 分鐘）皮膚才會紅，該產品 SPF 為 15（300/20）。

日本系統保養品對於 UVA 的防護，採用 PA 表示法；歐美系統的保養品則採用 PPD 數值。市面上產品 PA 有三種標示：「PA+」、「PA++」、「PA+++」，PA+ 代表可延緩 2~4 倍曬黑的時間，PA++ 代表可延緩 4~8 倍，PA+++ 則是延緩 8 倍以上。PPD 是指防曬產品能延長皮膚被 UVA 曬黑時間的倍數。例如，皮膚原本 10 分鐘會被曬黑，擦上 PPD10 的防曬保養品，可以延長至 100 分鐘後才被曬黑。

該如何參考防曬係數而使用保養品呢？如果曝曬陽光的時間很短，只要擦 SPF15 以上、PA+ 或 PPD4 以上的防曬保養品就可以了；如果長時間在大太陽底下，最好選用 SPF30 以上，PA+++ 或 PPD10 以上的產品。

2. 防曬衣物

防曬衣物的紫外線防護能力是以抗紫外線指數 UPF（Ultraviolet Protection Factor）來表示。皮膚受陽光照射如果 10 分鐘後會被曬紅，穿上 UPF20 的衣服，曬紅的時間會延至 200 分鐘後，是原來的 20 倍。若需暴露在陽光下活動超過 2 小時，建議選用 UPF30 以上的服裝，可降低紫外線對皮膚造成的傷害。

UPF 分級（紫外線保護等級）標準：

UPF15 以下／無保護作用（Non protection）

15,20 ／好的保護作用（Good protection）

25,30,35 ／很好的保護作用（Very good protection）

40,45,50,50+ ／高度保護作用（Excellent protection）

適當的在陽光下活動有益身體健康，但是有些情況要特別注意防曬，以免皮膚受到傷害，例如旅遊地區接近赤道、高海拔地區；在海灘或水上活動；有皮膚癌家族史者；服用有光敏感性藥物（例如某些抗生素 Doxycycline, Tetracycline, Sulfonamides）或服用非類固醇抗發炎藥物的患者等。

STEP BY STEP 做好防曬且避免熱傷害：

- 夏日 10:00~14:00 是陽光最強的時段，應儘量避免外出。
- 選擇同時能隔絕 UVA 及 UVB 的廣效型防曬保養品。在曝曬陽光前 15 分鐘塗抹在所有外露的皮膚，塗抹的量要足夠且要適時的補擦才能達到防護效果。
- 顏色越深的衣服，越能隔絕紫外線，但容易吸熱。淺色衣服可反射太陽的熱輻射，所以穿著淺色的衣服在豔陽下，會覺得較涼爽。外出服應同時考慮防曬與防熱傷害，大太陽下若要穿著深色的衣服，必須注意通風性。
- 如有長時間陽光下的戶外活動，可選購 UPF>30 的防曬衣物。
- 戴遮陽帽或撐傘。
- 配戴太陽眼鏡。

高海拔疾病。

Before

不論是西藏或是祕魯熱門景點——庫斯科（Cosco,3400m）、馬丘比丘（Machu Picchu,2400m）、的的喀喀湖（Titicaca,3800m）等，動輒就是 2000 公尺以上，而臺灣的第一高峰玉山，更是高達 3952 公尺，是愛好登山者必定要挑戰的目標。所謂的「高山症」——泛指人體處在高海拔地區時，因高海拔的特殊環境所導致的健康風險，正確的名稱為「高海拔疾病」，登山前務必正確評估自身健康狀況，如此才能玩得無後顧之憂。

唐先生陪媽媽回大陸探親，聽那裡的親戚說九寨溝黃龍區風景絕美，雖然唐先生出門前連日加班勞累，身體感覺不太舒服，媽媽年紀大了，也不確定是否能去高海拔的景區，但心想難得來一趟，不去可惜，便和媽媽前往旅遊。結果到了黃龍區，看到風景絕美，但是搭完纜車之後，唐先生和媽媽都開始覺得頭暈了……急性高山症請見 p.149

許先生和張小姐都熱愛攝影，是在大學攝影社認識並進而交往。最近兩人步入禮堂，完成終身大事，並深深被西藏的神祕色彩所吸引，又常聽人說一生一定要去一次西藏，於是決定去西藏度蜜月。到了日喀則，張小姐忽然感到噁心、想吐，她還和同行團員解釋，她真的沒有懷孕，導遊說應該是高海拔引起的急性高山症……治療急性高山症請見 p.152

曾小姐熱愛旅遊，去過許多國家，這次請了長假，遠征南美洲祕魯。無論是世界新七大奇蹟之一的馬丘比丘，還是南美第一大淡水湖的的喀喀湖，都是值得她坐二十幾個小時飛機、不辭辛勞也要去的。經過 3 小時的山路步行後，又是近 24 小時的中巴、小巴、大巴換車，在的的喀喀湖的蘆葦島，曾小姐忽然一陣天旋地轉，站都站不穩……預防急性高山症請見 p.156

認識高海拔環境疾病

高海拔疾病在醫學上分為：「急性高山症」、「高海拔肺水腫」及「高海拔腦水腫」三種。而為什麼會有高海拔疾病呢？當我們由低海拔地區進入更高海拔地區時，由於人體對低氧環境適應能力不全或失調而發生，多數發生急促抵達至海拔 2500 公尺以上的地區才會產生。

怎樣算高海拔呢？山野醫學將 1500 公尺以上稱作「高海拔（high altitude）」，因為超過這個高度，人體的動脈氧分壓下降，通氣量上升，一旦上升速度太快，便很容易發生急性高山症。海拔超過 5500 公尺稱為「極端高海拔（extreme high altitude）」，這個分層以上的高度，基本上沒有永久居住的人類，因為已經超過生理適應能力的範圍。

隨著高度升高，氣壓跟溫度都會遞減。自海平面起，每升高 1000 公尺，溫度大約下降 6℃；每上升 10 公尺，氣壓下降 1 百帕（hPa）。其他還包括低溼度、高紫外線等特殊環境，會對人體造成危害。頭號殺手就是低氣壓所帶來的影響——缺氧！

高海拔低氣壓的環境中，人體吸入的氧氣分壓較海平面低（在含有氧氣的混合氣體中，氧氣對總壓的貢獻，例如正常空氣中氧所占的比例大約在 20%），肺泡中的氧分壓也就變低，造成肺泡中的氧氣分壓與血液中氧氣分壓差變小，會影響肺泡當中氧氣和二氧化碳的交換速率、紅血球的氧結合率，甚至氧在組織中的釋放速度，就會造成人體缺氧的情況。輕者為常見的「急性高山症」，重則可能會發生「高山肺水腫」或「高山腦水腫」，危及生命。

急性高山症
（Acute Mountain Sickness, AMS）

急性高山症通常在超過海拔 2500 公尺的 48 小時內發生。多數人到達高海拔 1~12 小時後開始出現症狀，症狀 2~3 天後會隨身體適應環境而緩解。

一般登山者可用「路易斯湖高山病指數」（Lake Louise Acute Mountain Sickness Score）來診斷。以下的高山症自我評估表主要應建立在下列四項基礎上，才能算發生急性高山症：

1. 登高——多發生於海拔約 2500 公尺以上。
2. 出現頭痛，再加上「噁心或嘔吐、頭暈、失眠、虛弱」至少一個症狀。
3. 雖然沒有頭痛，但是有「噁心或嘔吐、頭暈、失眠、虛弱」四個症狀裡面的三個症狀。
4. 在高山症評估表格中加總後的總分至少要 3 分以上。

路易斯湖高山病指數

高山症症狀	分數	勾選計分
頭痛	2	
噁心或嘔吐	1	
疲倦或無力	1	
頭暈	1	
失眠	1	
加總分數		

※ 症狀得分≧ 3 分高度懷疑為急性高山症

影響急性高山症發生的原因

到達高度：

急性高山症發病率與嚴重程度取決於達到的高度，特別是睡眠高度。如果睡眠高度上升太快，或是沒有遵守「爬高睡低」的黃金法則的人，較容易發病。通常人體在低於 3000 公尺較容易適應。

※ 爬高睡低：意即白天時登高，但晚上在低處過夜以幫助身體適應高海拔環境。

登高速度：

到達高原的速度能影響高原反應的程度，搭火車或汽車會較搭飛機直達高原來得安全許多。

高海拔停留時間：

在高原停留時間會影響患病情況。若上升快，停留時間少於 36 小時，也較容易發病。

近期高海拔暴露：

近期的高原暴露可能有保護作用。有文獻指出過去 2 個月內在 3000 公尺停留過 5 天以上者，上升到 4559 公尺時，急性高山症的易患性可降低約 50%。

年齡：

雖然目前的文獻顯示兒童與成人發病率一樣，但因為嬰幼兒對低氧調節反應差，所以不建議帶嬰幼兒到 3000 公尺以上高山旅遊。患有心血管疾病的年長者，建議可事先與自己的醫師討論及諮詢。

性別：

男女發病率一樣，跟體能好壞也無關聯。但國內的數據顯示女性比例高於男性，這可能跟女性比較會說出症狀有關。

肥胖：

肥胖增加耗氧量。容易出現睡眠低血氧症，且增加急性高山症的可能。

如何治療急性高山症

停止再往高海拔處前進：

如果已經發生急性高山症，應停止再往海拔高處前進，直至症狀解除。

讓患者吸入充足的氧氣：

臺灣一般專業醫療器材行販售之手持式氧氣隨身罐無法提供穩定可靠及持久的氧氣流量，不過因攜帶方便，也算實用，畢竟一般人是不太可能去一趟馬丘比丘還扛著氧氣鋼瓶上山。

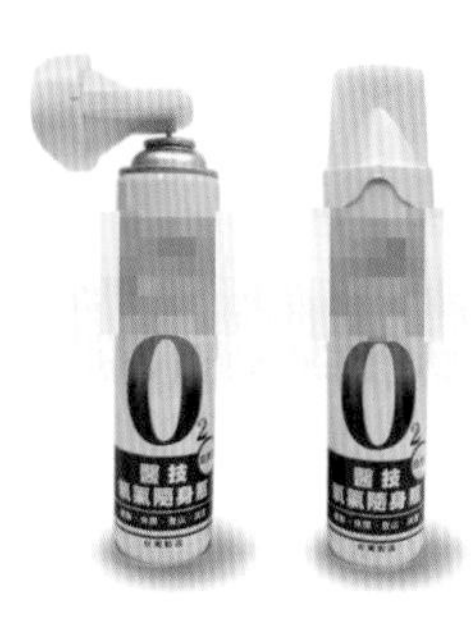

攜帶式氧氣罐

藥物治療：

有口服藥 Acetazolamide 250mg，每 8 小時或 12 小時服用一次。不過對磺胺類過敏的人禁止使用 Acetazolamide。此時可以每 6 小時口服或注射類固醇 Dexamethasone 4mg 作為治療藥物。若使用藥物後症狀未減輕，請立即下降高度，這點非常非常重要！一般來說，下降 500~1000 公尺就足夠。（備註：上述兩種藥品均需醫師處方箋才能取得，目前全民健保並不給付預防性用藥，需自費購買。）

使用攜帶式加壓艙（Portable Hyperbaric Chamber）：

常見於專業登山隊和高山地區大型醫院門診，它是一個重量小的纖維壓力袋，用人工空氣幫浦充氣，模擬地勢下降，不需要補充氧氣治療，0.14kg/cm2 的膨脹壓力相當於下降 1600 公尺，加壓幾小時可以改善症狀，是等待下送或是進一步治療時，暫時緩解症狀的有效處置。

高海拔腦水腫（High Altitude Cerebral Edema, HACE）

高海拔腦水腫一樣可以依照前面提及的「路易斯湖高山病指數」來診斷。若在約海拔 2500 公尺以上出現意識不清或是步態不穩的情況，即可確診。

如何客觀得知這個人步態不穩呢？請患者做一個簡單的行走測試，叫做「Tandem gait」，其實就像是警察在酒測時做的簡單測驗，請個案腳跟對著腳尖行走一直線，像模特兒走路一般，約走 5 公尺。若無法完成一直線，即為步態不穩。

關於高海拔腦水腫發生的原因，根據一些文獻的記載，如同急性高山症無顯著差別，只是高海拔腦水腫平均發病高度為 4730 公尺。有些學者認為高海拔腦水腫是急性高山症的嚴重狀態，很少見，但會致命。

如何治療高海拔腦水腫

① 立刻下降所在的高度！

② 給予氧氣面罩或鼻導管 2~4 公升／分（L/min）。可在臺灣專業醫療用品店先購買。

③ 藥物則是給予口服或針劑類固醇 Dexamethasone，第一次給予 8mg，之後每 6 小時 (hr) 給予 4mg。病程早期給類固醇和氧氣效果好，患者昏迷後才開始治療效果差。短天數行程者，需吃到高山行程結束回到平地後再停止。如果是大於三天的行程，不可驟然停藥，不然高山症狀有可能會比原來的情況更嚴重（反彈性症狀）。長天數的停藥需採漸進式的停藥方式：4mg/6hr→4mg/8hr（吃一天）→4mg/12 hr（吃一天）→4mg/24hr（吃一天）→停藥。

高海拔肺水腫（High Altitude Pulmonary Edema, HAPE）

高海拔肺水腫也是一個嚴重甚至會致死的高海拔疾病。診斷高海拔肺水腫可分成「症狀（Symptoms）」和「病徵（Signs）」。症狀指的是個人自覺不舒服的感覺，而病徵指的是客觀發現的病態生理徵兆。簡單來說，症狀是你說什麼就是什麼，但診斷不是你說了就算，還需要配合客觀的病徵。

如何治療高海拔肺水腫

① 立刻下降高度！若是診斷得早，降低 500~1000 公尺症狀也許就會緩解，但原則上不建議再上升高度，避免再進入不利救援或撤出的環境。

② 提供氧氣面罩或鼻導管，開始流量 2~4L/min，適應後加大到每分鐘 6~8 L/min。

③ 藥物治療。以鈣離子阻斷劑 Nifedipine 30mg SR，每 12 小時服用一次。如果有前面所說的「攜帶式加壓艙」，可用來減緩症狀，爭取下山時間。（備註：Nifedipine 雖為臨床常見的高血壓用藥，但請至家醫科或旅遊醫學諮詢以評估是否需要攜帶此藥，切勿自行任意購買使用。）

如何判斷高海拔肺水腫

判斷高海拔肺水腫可從高度以及前面提到的症狀和病徵來檢測。

CHECK 診斷高海拔肺水腫，符合的打 ✓

高度	□	海拔 2500 公尺以上
症狀	□	活動力或運動能力降低
	□	休息狀態下呼吸困難或仍覺得喘
	□	咳嗽
	□	胸悶
病徵	□	至少一邊的肺有細爆裂音或氣喘咻咻聲
	□	嘴唇或臉部膚色暗沉
	□	呼吸次數過多（約每分鐘超過 20 下）
	□	心跳次數過多（每分鐘超過 100 下）

處於海拔 2500 公尺以上，症狀出現至少兩個，再加上病徵至少兩個 ，即可以診斷為高海拔肺水腫。高海拔肺水腫是高海拔疾病中最常見的死亡原因，常發生在 4000 公尺以上的區域，也有資料顯示，若之前曾發生過高海拔肺水腫的人，有較高機率再次發病。

如何預防高山症

知己知彼，百戰百勝，我們不要等到症狀出現再手忙腳亂，預防勝於治療，事先做好預防措施，就可以避免到高山旅遊不適發生。

出發前的事前準備

① 謹慎規劃爬升速度：登高時避免一天上升 2750 公尺的快速上升，建議最好先在 2000~3000 公尺處待 1~2 天；每上升 1000 公尺，建議多花 1 天時間適應。

② 提早練習適應高海拔環境：活動前 30 天內，可在 2750 公尺以上的地區停留兩天以上。

旅程中的注意事項

① 儘量減少劇烈、高耗氧的活動，因為會增加血氧消耗。

② 保持身體溫暖，低溫會增加肺動脈壓力。

③ 不吸菸，吸菸會減少吸入氧氣量。

④ 不飲酒、不使用鎮靜安眠藥物，兩者皆會抑制呼吸中樞，造成意識改變。

⑤ 飲食儘量高醣低脂，避免使用產氣食物如碳酸飲料，大豆等，促進身體的高度適應。

⑥ 補充足夠的水分。行進時潤喉即可，但是一休息，就補充大量充足的水分，讓一天的喝水量大於 2 公升。

⑦ 對自己以及隊友誠實，實在是每一個登山者必須要深切體認的。一旦有身體不適的情況，無法排除其他病症，一律先當高山症處理。千萬不要覺得是小感冒而不以為意，或是怕拖累大家的進度隱瞞身體不適的情況，這是最忌諱的。

登山前可使用的預防性藥物

病症	使用藥物	使用方法	說明
急性高山症、高山腦水腫	Acetazolamide	125mg~250mg，早晚各服用 1 次，從要登高前一天開始服用，一直吃到登到高山後的 2~3 天。	是預防急性高山症的第一線用藥；吃藥後會覺得解尿頻率變高，要記得補充水分直到尿液清澈。
	Dexamethasone	4mg 每 12 小時給一次，或是 2mg 每 6 小時給一次。短天數行程者，需吃到高山行程結束回到平地後再停止。	類固醇藥物，有注射劑型及口服劑型。是對於磺胺類過敏，或有蠶豆症、鐮刀型貧血或是孕婦的預防性用藥。
高山肺水腫	Nifedipine	30mg 每 12 小時吃 1 次，或者是 20mg 每 8 小時吃 1 次。	
	Sildenafil	50mg 每 8 小時吃 1 次。	
	Tadalafil	10mg，早晚各服用 1 次。	
	乙型交感神經促進劑 Salmeterol 125μg	吸入方式，每天 2 次，高度上升前開始使用。	效果較差。

吃偏方也能預防高山症？

到了當地，多少都會抱著入境隨俗，及擁有旺盛的好奇心想試看看當地人的偏方，方法可於當地嘗試，但不建議取代正規預防用藥。

□ 紅景天

在中國大陸，有錠劑、膠囊跟飲品等紅景天複方製品。紅景天生長於海拔 3500~5000 公尺的高山灌木林。主要成分為紅景天苷酪醇 Salidroside Tyrosot，號稱可抗疲勞、抗衰老，提高腦力與體力。

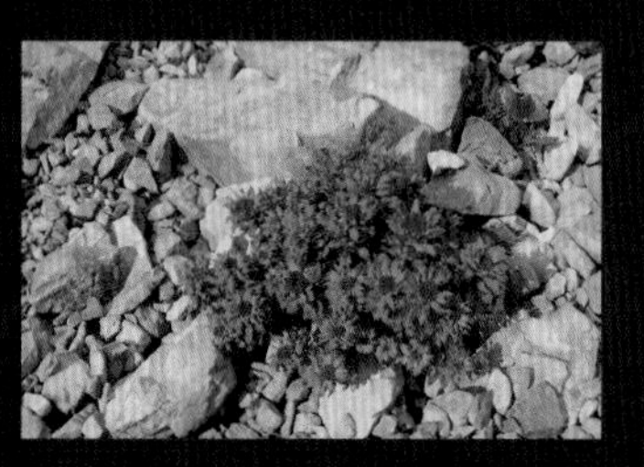

紅景天（圖片引用自 WIKIPEDIA 條目：Rhodiola rosea)

□ 古柯葉

在南美洲，有古柯葉或古柯葉茶製品。2015 年 7 月，教宗方濟各前往南美訪問，飛往玻利維亞途中，因為當地海拔 3600 公尺高，教宗事先喝了古柯葉茶防止高山症；當地居民則習慣嚼食有古柯鹼成分的古柯葉來緩解高山症狀況。

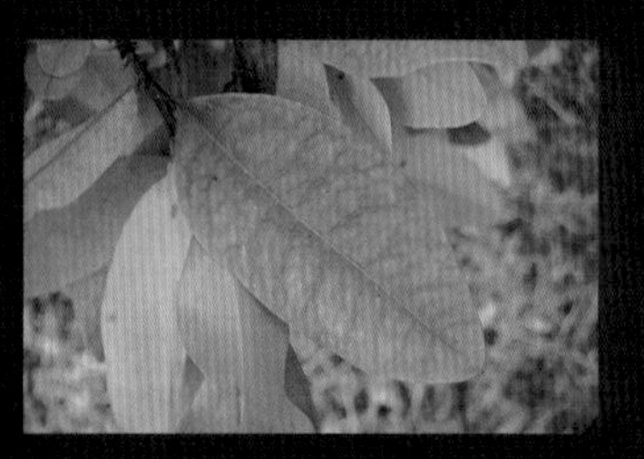

古柯葉（圖片引用自維基百科條目：古柯樹）

潛水相關疾病。

Before

臺灣四面環海，海岸線長達 1600 公里，極具發展潛水活動的天然環境。在過去，潛水似乎只侷限於某些專業人士，如軍方或海洋生物學家。現在大家重視戶外活動，自然也越來越多民眾接觸到潛水。因海洋資源豐富，好的潛水地點比比皆是：沖繩、菲律賓巴拉望、馬來西亞沙巴、馬爾地夫……近來組團到國外潛水也越來越夯，所以清楚瞭解潛水可能造成的傷害非常重要。

大寶熱愛衝浪和潛水，在臺灣到處玩不夠，還特地到熱帶天堂馬爾地夫去度假潛水。馬爾地夫珊瑚礁生態豐富，水質清澈且水溫適宜，水底下魚群和海洋生物，可謂多彩多姿，豐富而數量龐大，大寶為了追逐彩色的熱帶魚，一股腦兒往下潛，結果耳鳴又暈眩，好像暈機般，此時只想趕快上岸，什麼都不想看了……潛水相關疾病請見 p.163

小惠約了姐妹淘玉芬、亞梅、秀珠一起去沖繩潛水，價錢不貴離臺灣又近。從那霸機場開車約 1 小時就到達沖繩著名潛水地點真榮田岬的青之洞窟，是全世界唯二的藍洞之一，藍洞是因為太陽光從洞口照射進來，從海底反射出藍光將洞窟渲染成美麗的湛藍，四人越潛越深，忽然感覺到飄飄然好像喝醉酒，但是她們今天並沒有喝酒啊……氮醚醉分類請見 p.165

何老闆喜愛潛水，所以將公司的員工旅遊安排在沙巴的西巴丹，這裡是世界潛水雜誌及潛客公認一生中必造訪的潛水地，也是海龜自然保護區，海底充滿千奇百怪的生態，除了海龜，還能看到豹鯊、鯨鯊，何老闆潛得渾然忘我，眼看已經到了晚餐時間，大家都在等他，他一口氣便直往上衝，結果忽然覺得肩膀和膝蓋好痛……減壓症請見 p.167

為何潛水會產生身體不適

潛水和爬山一樣，因為改變了平常適應的高度，身處的環境有所變化，氣體與氣壓也因此和正常環境有所不同，大致上會有三項差異。因為這些改變，造成身體的不適。

1. 一定質量的氣體深度每增加 10 公尺，就大約增加 1 大氣壓，當我們下潛到 30 公尺時，身上承受了大約 4 大氣壓。
2. 在海平面時，總壓力為 1 大氣壓，而空氣的組成為 80% 的氮氣加上 20% 的氧氣，也就是 0.8 大氣壓的氮氣加上 0.2 大氣壓的氧氣。當我們往下潛到 30 公尺時，身體承受的總壓力上升到 4 大氣壓，此時空氣組成依然不變，即氮氣的壓力變為 3.2 大氣壓，而氧氣則變為 0.8 大氣壓。
3. 當我們下潛到 30 公尺時，因為氮氣分壓上升到海平面的 4 倍，所以溶解於人體組織的氮氣量也會增加成 4 倍。

潛水的過程與相關疾病

廣義的潛水大致上分為浮潛（Snorkeling）跟水肺潛水（SCUBA Diving, Self Contained Underwater Breathing Apparatus Diving）。浮潛使用蛙鏡、蛙鞋、呼吸管來進行潛水，多半時間都浮在水面上，下潛的深度和時間都有限，不需使用氧氣瓶。臺灣和國外都有這樣的旅遊行程，參加者不需要受過潛水訓練，活動本身的危險性低，不會有一般所稱的氣壓傷害或潛水夫病。這裡主要是要討論水肺潛水造成的身體不適。

潛水過程的階段

下潛：

下潛是指從水面上下降至潛水深度的過程。無論是船潛或岸潛都應該在水面上穿戴好所有設備，再開始下潛。過程中要注意「耳壓平衡」和「下方環境」。

潛水：

潛水是指在水底下漫遊的過程，有「深度」和「時間」這兩大重點。深度關乎壓力大小，一般休閒潛水深度很少超過 30 公尺，若裝備中配有深度計可以隨時提醒潛水員所處的深度；潛水時間直接影響氧氣的供應，潛得越久消耗的空氣越多，潛水員需注意已經潛了多久時間，不然等空氣消耗殆盡再不得不快速上升，會增加很多壓力的傷害。另外，在同樣壓力下待的時間越長，或是潛水的深度越深，空氣中惰性氣體溶解到血液的量越多。

上升：

指從潛水的深度回到水面上的過程。潛水員應該儘量放慢速度，以免「減壓症」的產生。在進行潛水之前，應檢查自己裝備及身體狀況，小的感冒，可能會使得耳咽管阻塞，導致在下潛時無法平衡耳壓；輕則耳朵劇痛，重則耳膜破裂，造成嚴重眩暈甚至溺水，所以千萬不要勉強自己。

潛水相關疾病種類與產生原因

潛水相關疾病種類很多，可以依照前面所提及潛水過程的三個階段：「下潛期」、「潛水期」、「上升期」來區分。

下潛期會產生的疾病常見有：「耳擠壓」和「腔竇擠壓」，疾病產生主因是「水壓增大」；潛水期會產生的疾病為「氮醚醉」，疾病產生主因是溶於身體組織的「氮氣量增加」；上升期會產生的疾病有：「減壓症」和「肺部過度充氣症」，疾病產生主因是「壓力減少，氣體膨脹」。接下來我們就一一說明這些病症。

耳擠壓（Ear Squeeze/Ear Barotrauma）

耳擠壓又稱耳氣壓傷害，又可分為「中耳擠壓」和「內耳擠壓」。中耳擠壓是耳擠壓中最常見的，常發生於下潛後 10 公尺之內。症狀有耳痛、耳膜出血、暈眩、耳鳴、耳膜破裂導致聽力喪失。

內耳擠壓是耳朵的卵圓窗或圓孔破裂，也會產生耳鳴、暈眩、聽力喪失的症狀，但這種情形比較少見。

預防方式為吞口水及捏鼻鼓氣（Valsalva Maneuver），藉由簡單的小動作可以平衡耳壓，避免耳擠壓造成的不適。感冒鼻塞時建議暫時不要潛水。如果遇耳脹和輕微耳痛時停止下潛和加壓，往水面回升一些，待耳膜鼓起後，再繼續下潛。

耳擠壓通常可自己痊癒，如果真的還是很不舒服，可使用「口服去充血劑」或是「抗組織胺」，也可合併鎮痛劑服用。內耳擠壓以保守治療為主，臥床休息及床頭抬高 30 度。除非是聽力持續惡化，可能需要外科手術介入。(抗組織胺可自行在藥局購買取得，但去充血劑則需要醫師處方箋才可取得)

腔竇擠壓（Sinus Barotrauma）

腔竇擠壓又稱鼻竇氣壓傷害，造成的不適僅次於耳擠壓。因壓力變大，黏膜會水腫，使得副鼻竇通道變窄，甚至阻塞。症狀有頭部或鼻周圍疼痛，鼻部黏膜充血甚至出血。

有感冒、鼻炎、鼻塞、鼻竇炎等症狀時建議不要潛水。有抽菸者在此段時期應停止抽菸，因為抽菸會讓鼻黏膜腫脹充血。潛水時要注意慢速下潛與上升。若發生腔竇擠壓，可使用「口服去充血劑」或抗組織胺治療。

氮醚醉（Nitrogen Narcosis）

下潛越深，氮氣溶於人體組織的量也越多，神經組織中的氮氣分壓增高，會產生類似麻醉效果，我們稱之為「氮醚醉」。通常在下潛 30 公尺深以上較容易發生。若血液中的氮分壓達到 4bar（1 大氣壓＝ 1.013 bar，所以大約是 4 大氣壓）時，人會有愉快感、視覺與聽覺遲鈍等症狀；4~6bar 時，會大笑、過度自信、計算錯誤等症狀；8~10bar 時，意識開始混亂；＞ 10bar 時，失去意識，甚至死亡。

有人用喝酒時的狀態來比喻——下潛到 10 公尺，增加的氮分壓對人體造成的影響約等於 1 杯馬丁尼，沒什麼影響； 20 公尺約等於 2 杯馬丁尼，會感覺有點怪怪的；30 公尺約等於 3 杯馬丁尼，快要不行了！

這個比喻其實還頗貼切，也說明了為何潛水前不要喝酒，因為會讓人搞不清楚到底是在「起酒笑」或是氮醚醉。不過大部分氮氣過量並不是直接致死原因，而是過度自信造成判斷錯誤而出現技術上的失誤造成事故，所引起的溺水死亡。潛水時若要預防，則是使用氦氧混合氣潛水，並應避免大深度的潛水。如懷疑是氮醚醉，請立即上升到較淺的水深。

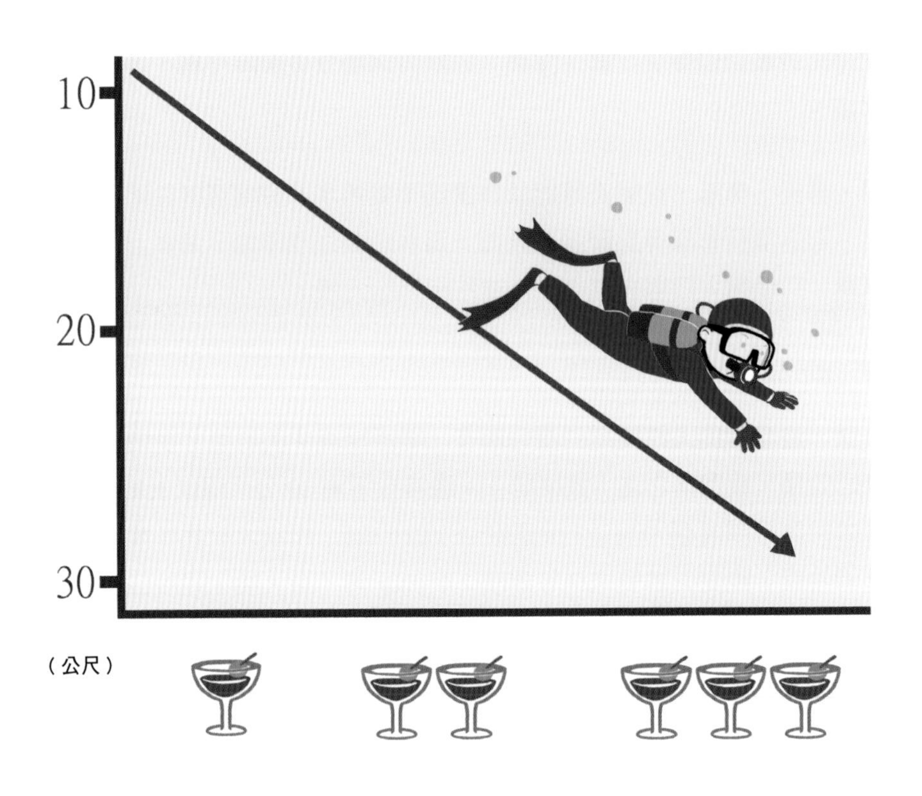

潛水深度之於人體影響表

減壓症（Decompression Sickness）

減壓症就是我們常聽到的「潛水夫病」。因為下潛時的壓力增加，呼吸的空氣中，原本就有的惰性氣體會慢慢的溶入血液中，然後進入身體組織。在上升過程中隨壓力減低，會使部分惰性氣體慢慢從身體組織中溶解出來，進入血液形成氣泡。

依照症狀跟嚴重度可分為三型：

① 第一型減壓病（輕微）

主要是氣泡充塞於皮下組織、關節或肌肉。引起的症狀包括疲倦、皮膚癢、皮膚紅疹、局部皮下氣腫及關節痛，其中以關節痛最常見。手肘與肩膀是較常發生的部位。90% 患者於回到水面後 6 小時內發病，大約在 1~2 天內達到高峰，其中有 80~85% 主訴有肌肉關節疼痛。

② 第二型減壓病（嚴重）

人體的中樞神經系統，像是腦神經系統和脊神經系統會產生嚴重的變化，會有頭痛、噁心嘔吐、眼歪嘴斜，下半身痲痹、大小便失禁、意識模糊甚至昏迷死亡。如果氣泡影響到呼吸或心血管系統，就可能會有胸悶胸痛、乾咳、呼吸困難甚至休克。

③ 第三型減壓病（慢性）

常見於工作中常有減壓情況者且反覆發作，造成骨頭之無菌性壞死（Aseptic Necrosis），常在股骨（大腿骨）、脛骨及肱骨發生，會引起長期疼痛。潛水夫中患此疾病的人不在少數。

高壓氧為此病最有效的治療方式。若在異常氣壓的環境發生意外後，必須立即與設有多人型高壓氧艙之醫院聯絡，愈早治療效果越好。預防方式為遵守緩慢上升，安全停留的原則。

肺部過度充氣症（Pulmonary Overinflation）

前面提到——下潛深度每增加 10 公尺，就大約增加 1 大氣壓，所以當我們下潛到 30 公尺時，身上承受大約是 4 大氣壓，此時肺部的氣體密度約是海平面的 4 倍，空氣體積約是 1/4 倍。定量的氣體壓力跟體積成反比，所以當潛水者上浮時，體內的氣體壓力減少，體積膨脹，如果未能從肺部呼出足量的氣體，就可能造成肺泡破裂。

假使一個潛水員在上升的過程中憋氣，發生了肺部過度擴張造成肺泡破裂，肺泡破裂後的空氣溢出可能轉移到胸部縱膈腔造成「縱隔腔氣腫」；跑到肋膜間造成「氣胸」；跑到血液造成「空氣血栓」；至於空氣血栓會隨著血液跑到哪個器官，就是哪個器官倒楣，例如跑到腦部，輕則頭暈頭痛嘔吐，重則肢體無力或癱瘓，甚至昏迷死亡；跑到心臟，可能會造成心律不整，心肌梗塞，甚至停止跳動。常見發病的對象有潛水員，船難時，潛艦或船隻逃生人員。

預防方式為——潛水者在上升過程中，要保持正常呼吸，絕對不可以憋氣，而治療方式因不同個案，不同狀況輕重程度有所不同，建議諮詢專業醫師。

☑ CHECK 你適合去潛水嗎？有以下狀況者不適合潛水

- ☐ 梅尼爾氏症
- ☐ 癲癇或抽搐
- ☐ 紅血球病變
- ☐ 長期酗酒
- ☐ 藥物成癮
- ☐ 精神疾病
- ☐ 眼窩內存有氣體
- ☐ 曾經接受過眼角膜手術
- ☐ 慢性鼓膜破裂
- ☐ 曾經接受過中耳手術
- ☐ 心房中膈缺損
- ☐ 冠心症
- ☐ 有肺功能異常的急性氣喘
- ☐ 自發型氣胸
- ☐ 肺部囊腫或開洞
- ☐ 阻塞型或限制型肺病
- ☐ 懷孕

潛水活動注意事項

潛水前	請專業教練規劃一個適合你的潛水計劃
	保持健康的身體狀況
	注意海況、潮汐、水溫
	潛水的前一天晚上，要有充分的休息以保持足夠的體力
	檢查裝備、氣量、潛水電腦錶
潛水時	選擇好的潛伴，並在水中保持有效溝通
	遵守緩慢上升，安全停留的原則：上升速度小於每秒 0.3 公尺，超過 18 公尺深度的潛水，應該在水深 3~4.5 公尺處，停留 3~5 分鐘比較安全
	在進行多層次的潛水時遵循「先深、後淺」原則
潛水後	潛水後 6 小時，勿從事激烈的運動
	潛水後 24 小時內，儘量不搭飛機

PART 04

特殊族群的旅遊健康管理

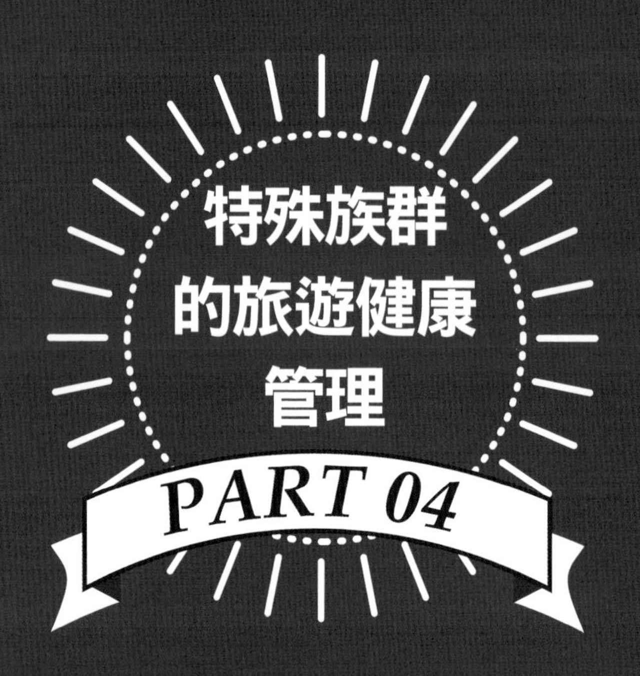

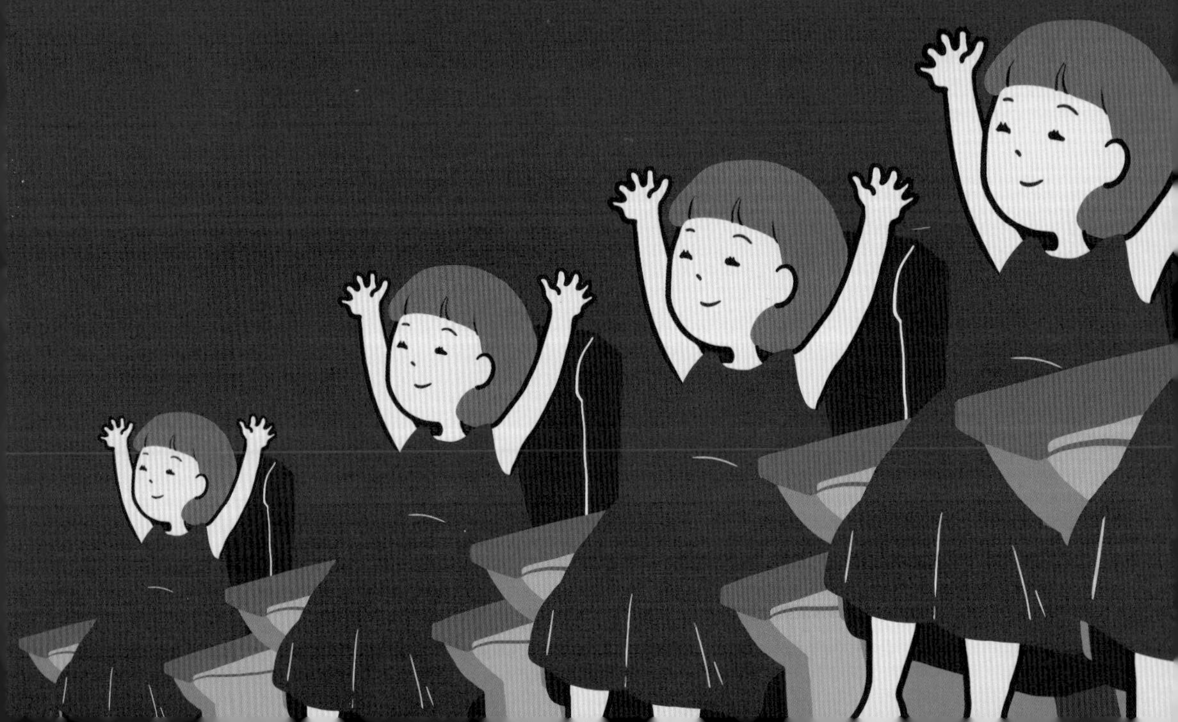

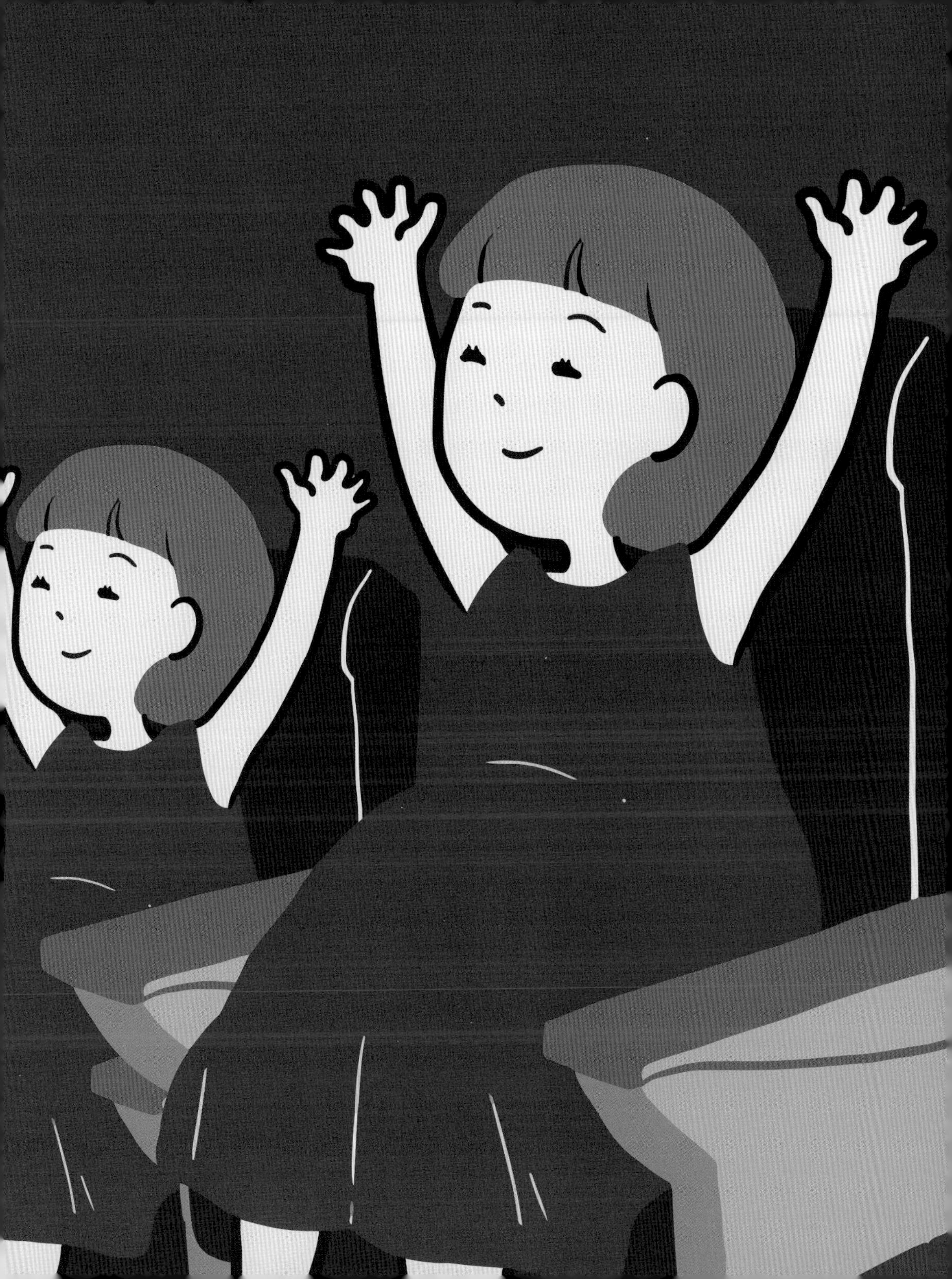

孕婦

[Before] 曾經有一名懷孕已滿 36 週的臺灣孕婦，該孕婦為讓腹中小孩擁有美國籍，隱瞞懷孕 36 週的事實，逕自搭乘飛往美國的航班，在起飛 6 小時後，羊水破裂仍堅持不肯生，最後在太平洋上空順利產子，引起國內的軒然大波。當然，除了探討這位婦人為取得美國籍的心態與方法，許多人的疑問仍是：孕婦可以搭飛機嗎？

妊娠超過 32 週可以搭乘飛機嗎？

其實，絕大多數的懷孕婦女還是可以安全的旅行，美國婦產科醫學會建議懷孕婦女最適宜的旅行時間是在妊娠 18~24 週間。此外，世界衛生組織（WHO）建議初產婦妊娠 36 週以前可搭乘飛機，而經產婦（有 1 次以上生產經驗）則建議妊娠超過 32 週不適宜搭乘飛機。因高空中飛機艙環境可能刺激早產，且因久坐不動，容易造成血栓性疾病，所以，絕大多數的航空公司都因為安全的理由，拒絕妊娠 36 週或以上的孕婦乘坐國際航線。

因此，為方便入境查驗及順利搭上飛機，記得隨身攜帶主治醫師所開立註明預產期之診斷證明；部分國家對孕婦入境有特別規定，建議出發前先洽詢入境國之當地辦事處相關事宜。

孕婦出國旅遊前應注意事項

1. 出發前記得一定要諮詢醫師，並且排除子宮外孕。
2. 出發前 4~6 週向婦產科醫師以及旅遊醫學門診的醫師諮詢。
3. 瞭解購買的旅遊醫療保險是否包括海外就醫生產的相關給付。
4. 事先查詢目的地是否有提供產科相關照護的醫療機構，若旅遊途中有懷孕突發狀況，是否能夠在當地直接做產前檢查。
5. 旅遊前備妥產前檢查的相關正式報告。
6. 應注意不能有產科與內外科危險因子。

產科危險因子和內外科危險因子

產科危險因子	內外科危險因子
過去有流產的病史	血栓病史
子宮頸閉鎖不全	肺高壓
早產或早發性破水病史	嚴重的氣喘或慢性肺部疾病
先前有胎盤問題	瓣膜性心臟病併有嚴重心衰竭情形
陰道出血或多胞胎	心肌病變
胎兒生長有異常	高血壓
妊娠毒血症、高血壓、糖尿病	糖尿病
年齡大於 35 歲或小於 15 歲的初產婦	腎衰竭
	嚴重貧血
	有慢性疾病須長期醫療者

國內兩大航空公司孕產婦搭機的時間限制

禁止搭機的情境	長榮	華航
懷有單胞胎的孕婦	36 週以上	36 週以上
生產後未滿天數	7 天	14 天
懷有多胞胎的孕婦	32 週以上	32 週以上
懷孕時間落在 28 至 36 週（多胞胎懷孕 28 至 32 週），主治醫師填具適航證明，經由航空公司醫師同意，方可搭機	搭機前 10 日內提出	搭機前 7 日內提出

搭機時，孕婦應該注意些什麼？

空中飛行時因為久坐少動，本來就容易發生「機艙症候群」（深層靜脈血栓），而孕婦更是發生血栓的危險群，所以搭機更應多加注意。

1. 預訂飛機座位時，可以選擇靠近走道的座位，方便孕婦在長途飛行的過程中，可以經常站立並伸展雙腿，一般建議每 2~3 小時至少活動一次，且最好能夠起身走動 3~5 分鐘，但受機上空間限制，也可在座位上稍微活動。
2. 在高空當中，機艙內氣壓偏低，而孕婦懷胎時腹壓較大，如果在飛行前食用較多的產氣食物及碳酸飲料，很容易造成孕婦腹脹不適的情形。
3. 起飛、降落與飛行途中發生亂流時，切記要繫好安全帶，且位置要繫在骨盆處，大肚的下方，才不會壓迫造成不適。
4. 飛行途中盡可能在固定的時間進食，並細嚼慢嚥，因機艙內相對乾燥，飲食的選擇上，要多點水分或果汁，另外，多補充纖維質的飲食，可以有效減緩便祕的發生。

手臂伸展
轉動腳踝
輕敲小腿按摩
轉動脖子
膝蓋舉起
多喝水

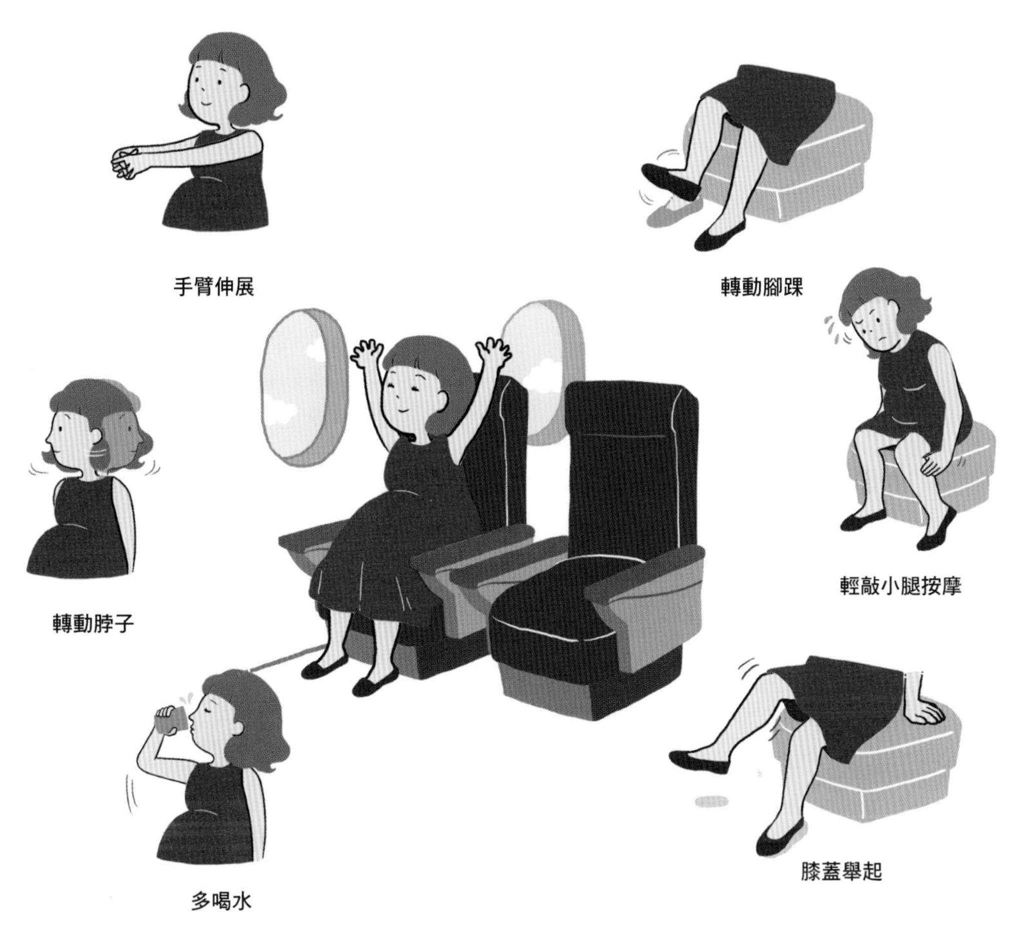

5. 孕婦屬於深層靜脈血栓的中度風險族群，無論是坐車或是飛行，在旅行途中只要長時間超過 4 小時以上坐著沒有活動，深層靜脈血栓的發生機率就會加倍。要降低深層靜脈血栓的發生率，切記要穿著寬鬆的衣服、定時起身活動或伸展雙腿。另外，小腿穿彈性襪也可以有效預防血栓的發生（糖尿病不適合使用），建議選擇腳踝處壓力值約 15~30 mmHg 的彈性襪。

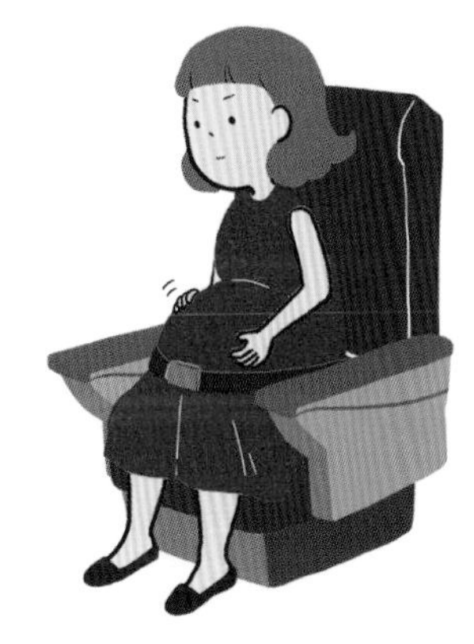

安全帶需繫在大肚下方

預防深層靜脈血栓，平常可多做以下的伸展運動：

※ 部分文字資料參考：衛福部疾病管制署

1. **抬腳板及壓腳板運動：**
將雙腿往前伸展，膝蓋打直，腳跟著地，雙腳腳板輪流翹起及壓平。
2. **腳踝旋轉運動：**
伸直雙腿後，腳跟當支點，雙腳腳踝及腳尖畫圓（一腳順時針、一腳逆時針轉動），然後再變換方向。
3. **踮腳尖及提腳尖運動：**
腳掌前半貼地，腳跟提起， 然後放下腳跟著地，腳掌後半著地，前端腳趾抬高，然後放下。
4. **輪流抬腿運動：**
以右手環抱右側膝蓋，將腿抬起靠近上半身，然後換另一側，雙腿輪流進行。
5. **雙腳打水運動：**
兩腿伸直離地後，做上下打水的運動。

身體內的靜脈回流主要是靠肢體肌肉的不斷收縮來協助，若長時間久坐不動，血液流速會減緩，且相當容易誘發深部靜脈生成血栓，稱為「深層靜脈血栓（Deep Vein Thrombosis）」。

特別是小腿部位，久坐不動相當容易發生深層靜脈血栓。若為小型的血栓，可能完全沒有症狀，但如果血栓較大，可能會堵住血管造成狹窄，進而影響血液的供應，嚴重的還會造成血管完全阻塞，身體組織壞死。

一旦出現肢體的紅、腫及痛的症狀時，若不去管它，到達目的地後又繼續活動，血栓可能剝落，隨著血液循環流到肺部造成「肺血栓（Pulmonary Embolism）」，出現胸悶、胸痛、呼吸急促、咳嗽、甚至猝死。據統計，肺血栓是目前飛航旅客死亡的重要原因之一。

孕婦應慎選旅遊目的地

孕婦儘量以短時間及短路程的旅行為主，可以考慮平穩的火車或大型遊輪，防止過度勞累。孕婦乘坐汽車或旅遊巴士，均應繫上安全帶，並把安全帶移至骨盆位置或肚子下方，以保障孕婦及胎兒的安全。活動量較大的運動如：潛水、騎馬或登高山等劇烈的運動並不適合孕婦。

搭飛機時，盡可能每隔 2~3 小時就離開座椅走動，或就座位上進行伸展運動，同時多多補充水分及果汁（不包含酒精性飲料）。

孕婦不宜前往的四類地區

高海拔地區：

目前沒有證據顯示，孕婦短期到高山旅遊會對胎兒造成不良影響，但仍建議孕婦不要到海拔 3000 公尺以上地區，特別是妊娠毒血症的孕婦，可能加重高血壓問題。

傳染性疾病的盛行區：

像是茲卡病毒感染症（Zika Virus Infection），主要是經由蚊子叮咬傳播，在巴西及玻里尼西亞等流行地區，有孕婦被感染而產下小頭畸形新生兒之案例，近期有愈來愈多的研究結果顯示，這些神經異常與感染茲卡病毒有關。

建議懷孕婦女如無必要應暫緩前往流行地區，若必須前往請做好防蚊措施，如穿著淺色長袖衣褲、皮膚裸露處塗抹衛福部核可的防蚊藥劑等。

具有 Chloroquine 抗藥性的瘧疾流行區：

瘧疾盛行區像非洲地區，並不適合懷孕婦女前往。若無法避免必須到瘧疾流行區，要考慮服用瘧疾預防性藥物。不過，並非每一種瘧疾預防性藥物都適合孕婦服用，例如：Doxycycline 是禁止使用在孕婦身上。所以到瘧疾流行區前應先詢問醫師的意見。

若前往無抗藥性的地區，Chloroquine 是可以安全的使用在孕婦的身上。若前往具抗藥性的地區，Mefloquine 則可以使用在第二或第三孕期的懷孕婦女。預防瘧疾，更重要的是採取防蚊措施，特別是黃昏及前往郊區的時候，穿著長袖淺色的衣褲、使用蚊帳等。此外，孕婦可以使用含 DEET 的防蚊液。

需施打活性減毒疫苗的地區：

活性疫苗如 MMR（麻疹、德國麻疹、腮腺炎混和針劑）及水痘疫苗，是活性減毒疫苗，並不適合孕婦接種。而懷孕初期的孕婦，一般也不建議施打黃熱病疫苗（但如果接種後發現懷孕，接種疫苗不應被視為中止懷孕的原因）。

若前往高風險地區像非洲及拉丁美洲，非得施打黃熱病疫苗時，接種完成，小孩出生後，仍須定期追蹤是否有先天性的感染。如果旅遊目的地指定必須持有黃熱病疫苗預防接種證明，孕婦可以要求醫師開立診斷證明書，證明不適合注射黃熱病疫苗。

免疫球蛋白、非活性疫苗、類毒素，一般可以安全的施打於懷孕婦女。但是像 A 型肝炎、日本腦炎疫苗等，其對於懷孕婦女的安全性尚未被證實。Td（白喉破傷風疫苗）若以前曾注射過，但最近 10 年內未接種者，可以再追加一劑。

上飛機必備物品

① 適航證明與病歷摘要：距離預產期不到 3 個月的懷孕旅客，必須請醫師預先開立診斷書，且清楚標註懷孕週數；同時準備病歷摘要，包括產前檢查及懷孕狀況，以做為需要在旅遊地就診時的參考。

② 孕婦衛生用品：包括彈性襪、托腹帶、衛生護墊以及清潔用消毒噴劑等，均可以在藥妝店或百貨用品店購買。

③ 孕婦常備藥品：包括口服整腸藥 (便祕或止瀉藥)、外用酒精棉片或酒精性乾洗手液、外傷藥品 (如優碘)、蚊蟲咬傷藥膏等；前往瘧疾流行地區時，必須事先準備抗瘧藥物，同時帶上外用防蚊液；也可以隨身攜帶每日服用的保健品如維他命。

④ 孕婦若是單獨旅行，可在護照內，夾帶懷孕狀況及緊急聯絡人資料，以便於緊急時，讓救護人員能快速掌握狀況。

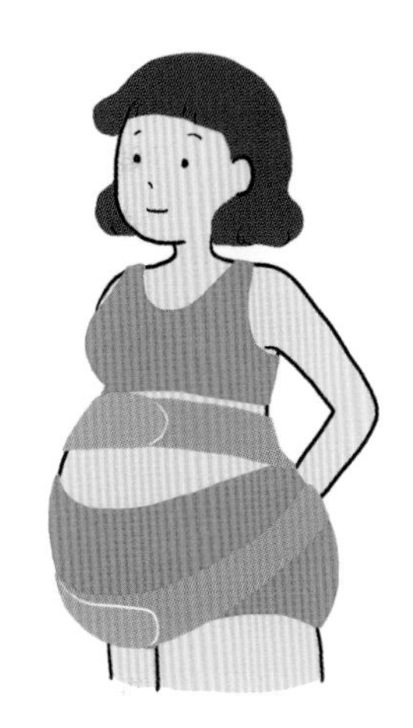

托腹帶

⑤ 孕婦調整時差不建議使用任何藥物。

旅遊時當飛行跨越 3 個以上時區後，相當容易發生時差問題，造成白天昏昏欲睡而晚上睡不著。當向東飛行，在到達目的地後，通常會發生晚上睡不著，而白天醒不來；而向西飛行，則容易在到達目的地後，發生白天嗜睡，或天沒亮就醒。飛行時跨越的時區愈多，影響的症狀就愈嚴重。懷孕婦女搭飛機旅行，發生時差問題是相當常見的，因此時差問題的處理也格外受到準媽媽的重視。

有幾個簡單的方式可以協助準媽媽處理時差問題：

1. 重置生理時鐘：旅遊數天前，開始逐步調整妳的生理時鐘，讓妳的生理時鐘更貼近旅遊目的地。
2. 傍晚出發的班機：在預備睡眠時間搭飛機相較於其他時間出發，更有助於在抵達目的地時，快速調整時差問題。
3. 適時的小睡：若到達旅遊目的地，白天昏昏欲睡，可以考慮小睡 20~30 分鐘，有助於調整時差。
4. 曬太陽：白天時適度的曬太陽，有助於回復正常的睡眠週期。
5. 充足的水分：足夠的飲水有助於緩解時差症狀。
6. 適量咖啡：平常有喝咖啡習慣的孕婦，適度的咖啡因有助於讓白天維持清醒，但仍應留意咖啡量的攝取。

若以上處理方式仍然不能有效解決時差問題，您可以前往旅遊門診，與醫師諮詢解決方式，一般成人經常使用的褪黑激素或是安眠藥物，通常並不建議孕婦使用。

孕婦旅遊期間保健注意事項

穿著以寬鬆舒適為主，鞋子最好能穿平底鞋，若前往溫帶國家或溫差變動大的地區，可採取洋蔥式穿法較佳。

最重要的飲水問題需先確認，當在開發中國家旅遊時，一定要特別注意食物和飲用水的清潔，以預防經由飲食傳染的疾病。加上有許多治療旅遊者腹瀉的藥物並不適合懷孕婦女服用，如果感染了寄生蟲可能會導致嚴重的結果。

孕婦出國旅遊，切記不要吃已經去皮的水果和未經洗淨的蔬菜，路邊攤販賣的食物更加不能碰，最好只吃完全熟透的食物，只飲用煮沸過的水，要留意的是，補充水分時，選擇飲用不加冰塊的果汁，因為冰塊的原料可能使用未經煮沸過的生水，若旅途途中煮沸過的水不易取得，可以考慮購買已開發國家品牌的瓶裝水。

衛生習慣與疾病預防

① 搭車、搭飛機或坐船容易發生動暈症，應少量多餐，而孕婦在短期旅遊途中，若有腸胃道不舒服，可以暫時停止補充鐵劑，以免加重腸胃症狀。

② 旅遊中若發生異常狀況，如腹痛、陰道出血、下肢浮腫、眩暈、噁心等，應及時就醫，必要時中止旅遊。

嬰幼兒

[Before] 愈來愈多爸爸媽媽趁著休假，帶著家中的小孩一起出門去玩，如果假期夠長，甚至還會安排出國旅行，然而，你知道出國旅行，小朋友可能會遇到什麼健康危害嗎？如果碰到了，又該怎麼處理？甚至已經發生危害了，小朋友卻無法或不知道如何表達，所以，如果你打算帶小朋友出國去玩，應該先瞭解一下可能發生的健康危害，讓小朋友出國玩的健康又安全。

首先提早接種「預防性常規疫苗」

小朋友平時就應該按照期程施打常規疫苗，出國旅遊才有好的保護力。然而，小寶寶或小朋友出國時，有時前往流行地區必打的疫苗，因為年齡上的限制，不一定能提早接種，建議可於 4~6 週前，詢問小兒科醫師或旅遊醫學門診醫師，以獲得充分的疫苗與相關旅遊資訊。

早產兒搭機有另外規定

爸爸媽媽帶小寶寶出國旅遊，仍應留意航空公司的可能規定，某些航空公司就不接受剛出生 7 天內之新生兒旅行；若是早產的新生兒，可能需由嬰兒之主治醫師填寫航空公司之適航證明（Medical Information Form）文件，再經由航空公司醫師同意，才可以一同搭乘飛機。

一般來說，一位成人旅客只可以攜帶一位嬰兒同行，如果同時需要攜帶兩位嬰兒同行時，其中一位嬰兒需另購一個位子，並在飛行途中使用飛行用安全座椅（經飛行標籤認證）以保障飛航安全，其他航空公司相關規定，建議先電話詢問或網路查詢。

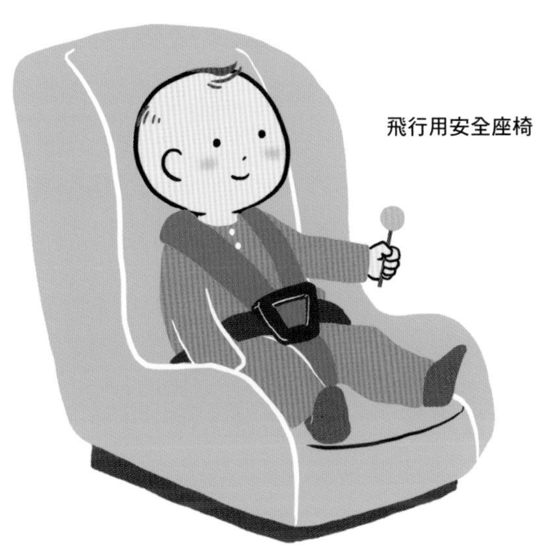

飛行用安全座椅

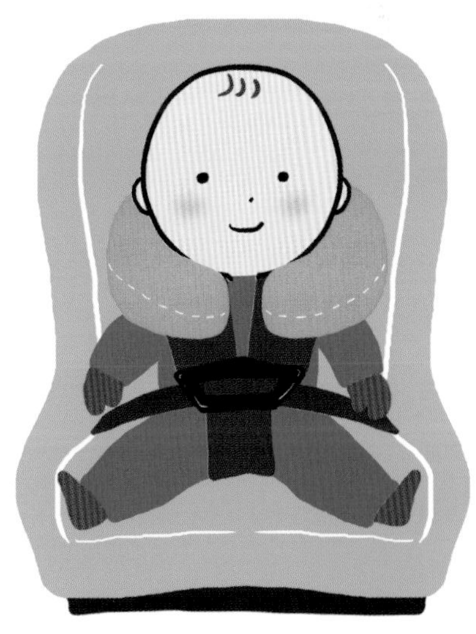

使用寶寶專用的 U 型護頸枕，有效固定寶寶脆弱的頸部避免飛行中搖晃

帶嬰幼兒旅遊特別注意的好發疾病

旅遊者腹瀉
Traveler's Diarrhea
1

旅遊者腹瀉是小朋友出國最常碰到的健康問題了。當兒童出現每天排多次不成形的糞便，且有發燒、嘔吐現象，便是旅遊者腹瀉。如果沒有好好處理，可能會有脫水的危險。

預防方法

① 還未吃副食品的寶寶，「純喝母奶」是最好的預防方式，因為母乳不僅不易引起過敏，也較好消化吸收，還可以增強寶寶抵抗力。

② 食用熟食。

③ 新鮮水果要清洗後剝皮食用。

④ 飲料只喝密封的罐裝飲料，水分只喝煮沸過的水，儘量避免有加冰塊的飲料，因為不清楚冰塊的製造是來自於生水還是開水。

⑤ 勤洗雙手，或在洗手不方便的地方，以隨身的酒精棉擦拭後，再接觸食物。

治療方法

① 一般發生腹瀉時，不需要立刻用藥，只要補充足夠的水分，最好可以加點鹽分補充流失的電解質。

② 6 歲以下的小孩要使用止瀉藥物，請先請教醫師。

③ 抗生素一般只用在嚴重的腹瀉個案，若小朋友已經出現發燒、嚴重脫水或血便情形，請立即就醫。

瘧疾與蚊蟲叮咬的傳染病 2

小朋友跟著爸爸媽媽一起前往瘧疾的流行地區，除了做好防蚊工作，還可以詢問醫師什麼樣的抗瘧疾藥物最適合小朋友。

瘧疾藥物一般帶有苦味，小朋友不會喜歡，可以請藥師協助增添口味於粉末當中。

除了瘧疾還有登革熱也是透過蚊蟲為宿主進行傳播的，所以，如何防蚊就變得非常重要：

① 黃昏及前往郊區的時候，穿著長袖淺色的衣褲。

② 使用蚊帳。

③ 10~20% 的防蚊液「待乙妥（DEET）」可直接用於兒童和成人，但不建議使用於 2 個月以下的嬰兒，且不可每日使用，一日內使用不可超過 3 次。

常見的有效防蚊液有哪些？

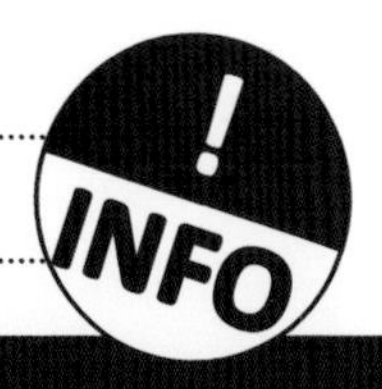

- □ DEET（待乙妥）從 1950 年代就開始使用，可以有效的驅趕蚊蟲。但不同產品中的 DEET 濃度可能不太一樣，根據疾病管制署的資訊建議，一般成人建議使用的 DEET 濃度在 30%~50%之間，2 個月以上的孩童建議使用濃度 10~30% 的 DEET 產品，2 個月以下的嬰兒則不建議使用含 DEET 的防蚊藥劑。高濃度的 DEET，一般可以維持比較久一點，但因對皮膚的刺激性較大，不應該給小孩接觸到口眼舌，或是呼吸進入到人體內，敏感性肌膚或開放性傷口也不建議使用。
- □ Picaridin（派瑞卡丁）從 2000 年開始使用，是較新的防蚊藥劑，也可以有效的驅趕蚊蟲。不僅無色無味，使用起來也較 DEET 來的清爽，雖然沒有列在疾病管制署的建議內，但一直是國外及網購的熱門商品，目前國內核准的 Picaridin 產品濃度為 20.6%，僅准許 2 歲以上者使用。皮膚的刺激性較低，但仍應避免接觸到眼唇，敏感性肌膚或開放性傷口也不建議使用。

狂犬病
Rabies
3

小朋友因為好奇容易接觸陌生動物，比成人有更高的機會在旅途中得到狂犬病，我們應該教導小朋友遠離且勿隨意觸碰。

狂犬病是由狂犬病病毒所引起，一般是由罹患狂犬病的動物，透過抓、咬將唾液中的病毒傳入人體內，所引起的一種急性病毒性腦脊髓炎。初期症狀包括發燒發冷、喉嚨痛、厭食、嘔吐、呼吸困難、咳嗽、虛弱、焦慮、頭痛等，咬傷部位會出現異樣感，持續數天後，病人會有興奮及恐懼的現象，後期會出現麻痺、吞嚥困難，咽喉部肌肉痙攣，甚至是恐水症，隨後會發生精神錯亂及抽搐。

一旦發病後，其致死率幾乎達 100%，但如果能在動物咬傷後，及時就醫，接受狂犬病暴露後預防接種，可以有效的降低發病的風險。若被陌生的哺乳動物抓咬傷，應立即以肥皂及清水沖洗傷口 15 分鐘，再以優碘或 70% 酒精消毒，並立刻就醫做進一步之清洗與治療。

銀髮族

[Before] 臺灣的銀髮族群逐年增長，面對有錢又有閒的退休族群，銀髮觀光商機無限，然而，老年人體能不如年輕族群，再加上慢性病等因素，如果沒有規劃適合的旅遊行程，可能使得老年人在出遊過程中，因為健康問題而不能玩得盡興。跟其他旅遊族群相比較，適宜的老年旅遊行程規劃必須要簡單且安全。

旅遊前進行醫療諮詢

老年人規劃長途旅程或出國旅遊時，應該在出發前的 4~6 週，到旅遊醫學門診進行各項諮詢，以獲得詳細的評估。如果是慢性病人者，也可以選擇詢問您的主治醫師，如果諮詢時很靠近出發時間，安排旅遊門診還是有幫助的。就算可能影響行程規劃，老年人仍然應該充分告知醫師慢性病的控制情形及藥物的使用情況。

身體檢查

身體檢查有助於醫師瞭解老年人的體能狀態，當老年人規劃行程時，應該根據身體上的限制做出調整，如患有心臟疾病的老年人，不應該安排過於劇烈或刺激的旅遊活動。

調整時差

老年人可能因為搭機跨越時區，而面臨時差問題，特別是往東飛，時差適應上更困難，出國最怕的就是時差，由於睡眠的時間被剝奪，老年人一般較難適應，如果害怕時差影響，一般建議抵達目的地的第一天，不要安排重要的行程，若真的影響到睡眠，可以經過醫師評估，服用短效型的鎮靜劑來進行調整。

避免動暈症

旅遊途中的運輸工具，暈機、暈車或暈船，都可能併發動暈症，會讓老年人相當難以調適。如果會暈機，可以選擇夜間飛行的航班，另外，不要坐在靠近引擎的位置；若是白天飛行的航班，可以選擇靠窗位置，併發動暈症時，可以服用暈機藥物，但是使用時可能併發嗜睡及尿液滯留等副作用。

防止耳痛與眼睛不適

飛機起飛或降落時，可能因為氣壓的劇烈變動而有耳痛的問題，特別是如果剛好有感冒或過敏性鼻炎時，耳痛的情形更是明顯，害怕飛機起飛時造成耳痛，可以吞嚥口水、咀嚼口香糖或打哈欠，甚至適當使用藥物方式治療感冒症狀，以調整耳內外的壓力。此外，長途旅行時機艙很乾燥，可以使用眼藥水，讓眼睛更舒適。

確認旅遊的目的地與活動是否適合

如高海拔地區氧氣濃度不足，可能衍生高山症，慢性肺功能不佳或心臟疾病的老年人，若要前往，應與醫師充分討論；極地氣候、酷熱氣候或早晚溫差大的旅遊目的地，可能惡化慢性病，是否適合老年人前往，也應與醫師充分討論；而地震或颱風多的地區，老年人前往若遇到該如何應變，也應預先做好準備。

老年人儘管身體健康，但畢竟年事已高，跟年輕人相比，身體的功能是走下坡的，因此，並不適合舟車勞頓或過於緊湊的旅遊行程。觀光局在例行性的「國人旅遊狀況調查」中，提到國內 65 歲以上的長者，偏好自行規劃旅遊行程。遠途旅行要能玩的輕鬆、玩的愜意，最重要在於行程規劃必須考量老年人的體能狀況，因此，「慢活」行程在近年蔚為風潮。

在國外很受銀髮族群喜愛的國際郵輪，這幾年在臺灣吹起風潮，除了可以固定住宿在郵輪上，不必天天辦入住手續；玩累了，可以選擇待在郵輪休息不安排行程；生病了，郵輪上更有醫務室可以提供諮詢與診療。

高齡者出遊建議施打的疫苗或準備的藥物

老年人的身體狀況不像年輕人，抵抗力較弱，如果是流感季節或前往疫區，更要萬事小心，行前需要注射疫苗或準備藥物。

注射疫苗

① **流感疫苗：**流感季節時，應該在出發前 2 週，預先注射流感疫苗。

② **公費肺炎鏈球菌疫苗：**75 歲以上長者可以選擇接受一次性的公費疫苗。

③ **黃熱病疫苗：**前往非洲或拉丁美洲，可以預先注射黃熱病疫苗。

④ **三合一疫苗：**常規的幼兒疫苗如麻疹－德國麻疹－腮腺炎三合一疫苗，建議老年人若要出國也應該補接種，近年來頻頻在國外傳出疫情，若有預先注射可以達到一定的保護效果。

⑤ **破傷風疫苗：**根據美國疾病管制署的旅遊調查發現，有超過半數的破傷風個案為 65 歲以上的長者，因此，若 10 年內未注射破傷風疫苗，可以考慮補接種一次。

⑥ 其他的疫苗是否應該接種，端視長者前往的旅遊地區決定。

準備藥物

① **口服抗瘧疾藥物：**前往非洲瘧疾疫區，應該預先準備口服抗瘧疾藥物；如果流行的傳染病疫情過於嚴重，高度建議不要前往，可以到外交部官方網頁查看國外旅遊警示分級表，或者我們也可以透過衛生福利部疾病管制署的官方網站連結，找到全台各大旅遊醫學門診合約醫院據點及服務電話，前往門診諮詢。

② **止瀉或止吐藥物：**旅遊途中，很容易水土不服，或是吃到不潔的食物引發病菌入侵，可以準備止瀉或止吐藥物等，以應付急性腸胃炎或旅遊者腹瀉。

③ **益生菌：**有些長者在旅遊途中，消化不良或有腹脹、便祕等問題，可以使用益生菌或藥物緩解腸胃不適。

④ **高山症預防用藥：**前往高海拔地區，要預先準備高山症預防用藥；而慢性藥物仍然須要持續服用，萬萬不可忽然停藥，以維持慢性病況的穩定。

⑤ **慢性病用藥：**行前可請國內門診醫師開立慢性病連續處方箋，只要檢附機票影本，可請醫師一次開立 60~90 天藥物。旅遊時最好準備兩份藥物，一份放在身上，並帶上飛機，以方便隨時服用；另外一份藥物，可存放於託運行李，並記得攜帶英文藥名清冊（可請醫師寫一份英文病歷摘要），若不幸丟失，在海外時才方便讓國外醫師開立。像是胰島素注射針劑及氣喘噴劑，可拿出事先預備的英文診斷證明書，以便於海關或安全人員查驗。

⑥ **外傷：**跌倒或旅途途中的擦撞所引起的外傷，可以使用一般的外傷藥膏，外敷即可；若走路走太久引起水泡，應該進行消毒並加以紗布覆蓋，切記不可自行刺破，處理不好可能會引發感染。

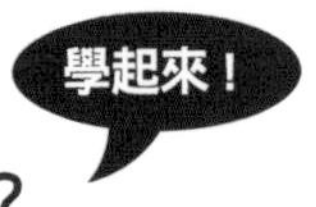

如何避免腳起水泡？

1 穿著合腳的舊鞋

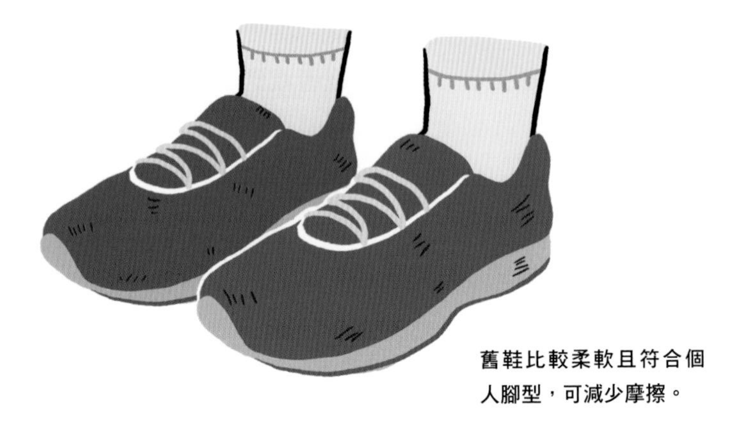

舊鞋比較柔軟且符合個人腳型，可減少摩擦。

2 穿著兩雙襪子

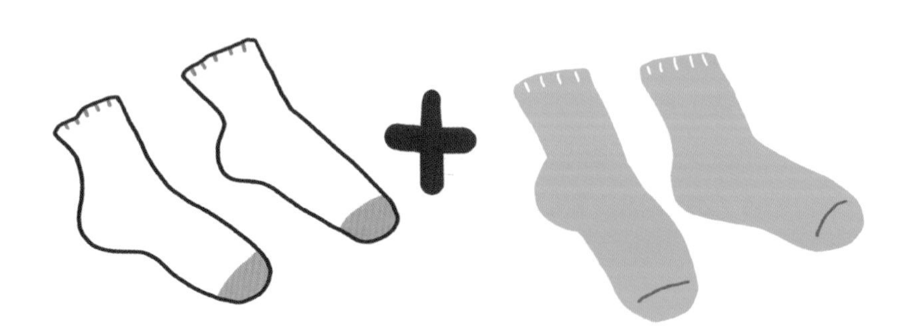

穿著兩層襪或穿兩雙襪子，以減少皮膚摩擦。

3 保持腳部乾爽

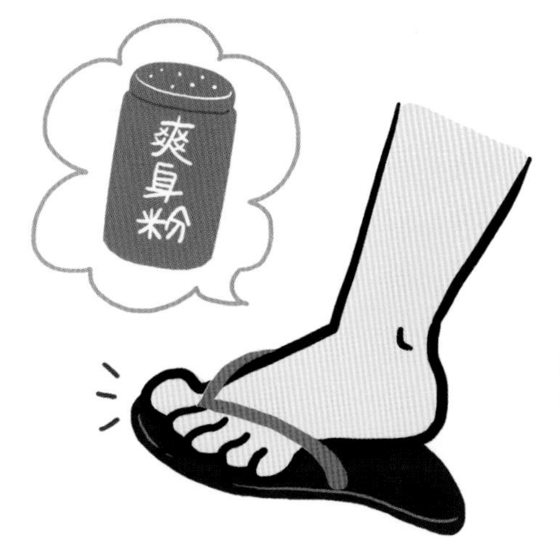

以足粉保持腳部乾爽，
健行後換鞋讓雙腳透氣。

4 適當防護

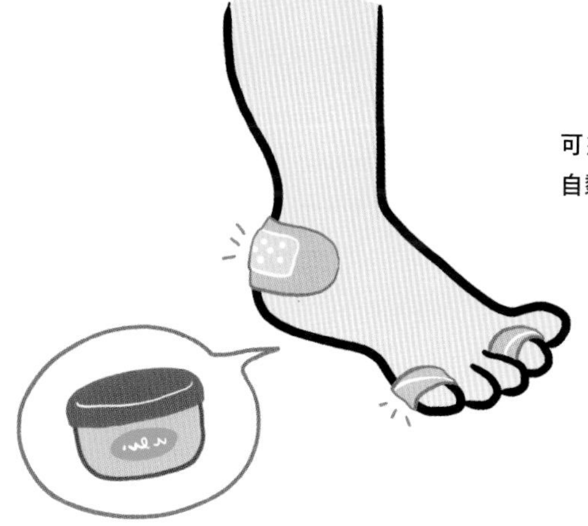

可塗抹凡士林幫助潤滑，或
自黏 OK 蹦以保護皮膚。

高齡者搭乘中國籍航班需要適航證明嗎？

一般健康的老年人，雖然沒有慢性病的特殊需求，但如果要搭乘的航空公司歸屬於中國大陸，最好先電話聯繫或上網查詢，以避免在登機的前一刻被拒絕。中國的民航法規，並無明確限制健康老人在搭乘飛機時，必須出示適航證明，然而，部分內地的航空公司卻對高齡的長者有所限制，包括必須檢附醫院層級的體格檢查及適航證明，這也引起了中國大陸爭議性的討論。

高齡者出遊的保平安準則

在旅遊中，許多意外事件是可以預防的，老年人的體能衰退，反應也較年輕人緩慢，但只要遵守出遊的準則，應該可以將老年的意外風險降到最低。

CHECK　以下旅遊準則，你做到了嗎？做到的打 ✓

- □ 搭機、搭船或搭車，都繫好安全帶。
- □ 天黑之後儘量不要搭乘車輛。
- □ 搭乘直昇機或小飛機前，先查詢過往的飛行記錄。
- □ 旅遊地如果治安不佳，晚上避免出門。
- □ 快步行走之前，一定要暖身，避免跌倒骨折。
- □ 爬山時可使用登山杖預防滑倒。
- □ 到郊外最好有同伴同行，方便互相照應。
- □ 選擇熟食，避免吃生食。
- □ 喝煮沸過或罐裝的水。
- □ 不要吃冰，也不要飲用含冰塊的果汁。
- □ 適度的補充水分，不憋尿。

慢性病患者

[Before] 從民國 106 年開始，行政院人事行政局，已經修改國定假日的相關法令與規定。在未來，只要是例假日與國定假日同一天，碰到週六就會補週五為休假日，碰到週日就會補週一為休假日。歡歡喜喜出遊的大日子，訂了機票和飯店，但是同行的家人如果有慢性疾病，是不是適合這次的長途旅遊？有沒有旅遊途中，應該注意的小細節？出遊前有找過醫師諮詢了嗎？

降低疾病未知的發作機率，先進行醫療諮詢吧！

一般的慢性病患者，應該在出發前的 4~6 週，到旅遊醫學門診進行諮詢，或詢問您的慢性病主治醫師，諮詢的重點包括：

1. 慢性病的病況是否適合出遊。
2. 旅遊的目的地與活動的選擇是否恰當。
3. 有哪些旅遊途中應該注意的事項。
4. 慢性病旅遊藥物的準備。

特別一提的是，在傳染病的防治方面，對於慢性病患者更為重要，前往特定地區或特別季節可能需要預先注射疫苗或服用適合藥物，如果流行的傳染病疫情過於嚴重，強烈建議不要前往。

最好能儘量避免出遊的情況

一般來說，旅遊前如果有下列疾病的情況，最好避免出遊；如果要搭飛機出國更是絕對禁止，以避免可能發生的旅遊風險：

癌症疾病方面：

合併有重度貧血、因顱內腫瘤引起的腦水腫、接受顱內手術還不到六週時間、因癌症合併心、肺及腸胃的併發症等。

心臟疾病方面：

高風險性的急性冠心症或準備接受心導管等介入性治療、不穩定型心絞痛、嚴重心衰竭、控制不佳的高血壓及心律不整、兩週內剛接受冠狀動脈繞道手術、兩週內的急性中風、兩天內剛接受心導管手術、嚴重的瓣膜性心臟病等。

肺部疾病方面：

嚴重或不穩定的氣喘、因為急性肺病剛剛出院、大型肺泡疾病、急性下呼吸道感染、兩週內剛發生氣胸及肋膜積水、目前仍然使用高濃度氧氣、兩週內剛接受胸部手術。

腸胃道疾病方面：

兩週內剛接受腹腔鏡手術、不到 24 小時的腸胃道出血、不到 24 小時的大腸鏡檢查、局部腸阻塞、肝衰竭等。

慢性病患者慎選旅遊目的地與活動

旅遊目的地的選擇，對於慢性病患者相當重要，而旅遊活動的選擇也應該量力而為，才不會開心出門，傷心回家。不管是旅遊目的地或是活動的選擇上，都應該在慢性病治療穩定的前提下進行，像是腎臟病進行血液透析，原則上是每週三次，假如因為行程緊湊或目的地的因素，使得透析次數減少，很可能因此造成腎毒性增加，進而危及生命。

去這些地方要小心

東南亞的泰國、印尼及馬來西亞，因為距離臺灣的飛程較短且觀光資源豐富，相當受到國人喜愛，但同時也是發生旅遊者腹瀉的高危險地區。癌症病人、酒精成癮患者、愛滋病人者以及具有肝硬化病史的患者，為免疫功能不佳的危險族群，前往這些地方旅遊時，應該避免生食，並飲用煮沸過且乾淨的開水，除了可以避免腹瀉發生也不易受到細菌感染。

青藏高原海拔平均 4500 公尺，在低氧氣分壓的環境下，貧血、冠心症及慢性阻塞性肺疾患者都是高危險族群，低氧氣濃度可能誘發疾病發作或惡化，並不建議前往。

非洲地區一直是瘧疾疫區，前往疫區時通常建議準備口服抗瘧疾藥物，但是不同地區抗瘧藥物的選擇並不相同，也應小心慢性病藥物可能跟抗瘧疾藥物產生藥物不良反應，建議出發前，應該先跟醫師做諮詢。

這些活動別逞強

追尋極光、冰河健行都是近年相當熱門的戶外活動，然而在高緯度環境下，長時間暴露於低溫氣候，體溫會迅速降低，冠心症、氣喘病人若要前往，必須注意保暖；極限運動包括高空彈跳、潛水、衝浪及滑翔翼等，近年來深受國人所喜愛，但因為體能需求較大，若有冠心症或慢性病造成功能受限的病人，不建議參加。

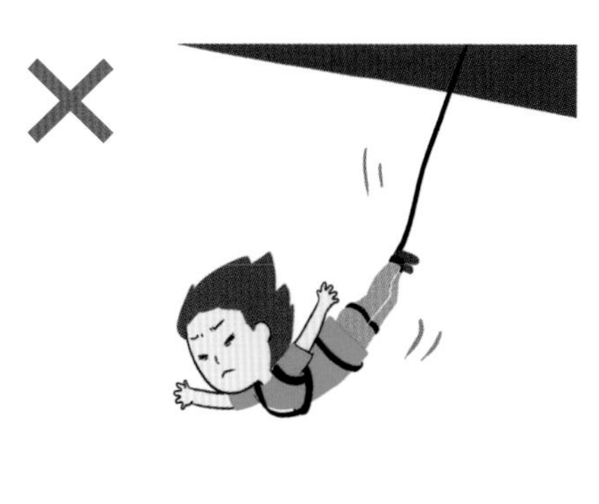

高空彈跳

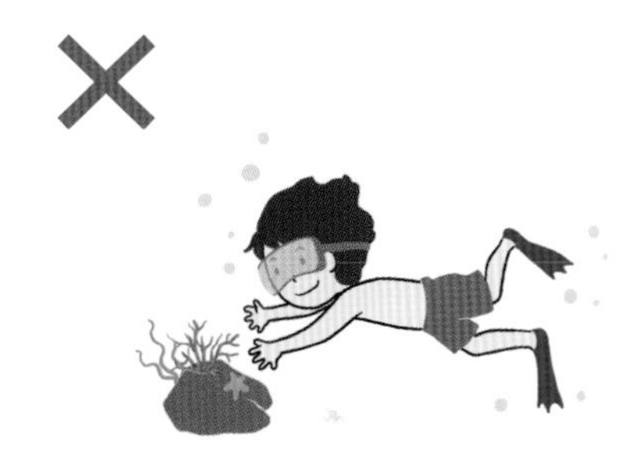

潛水

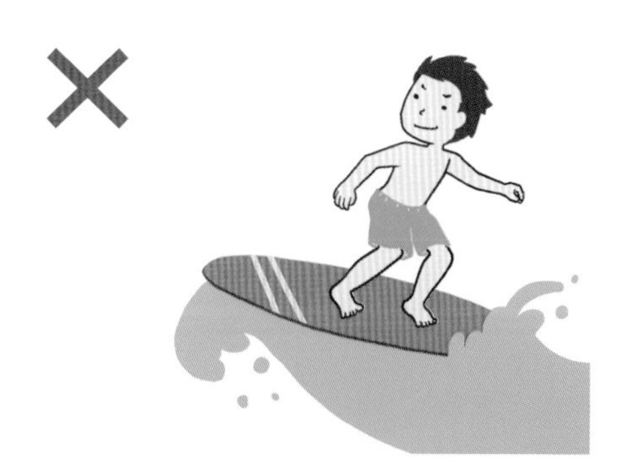

衝浪

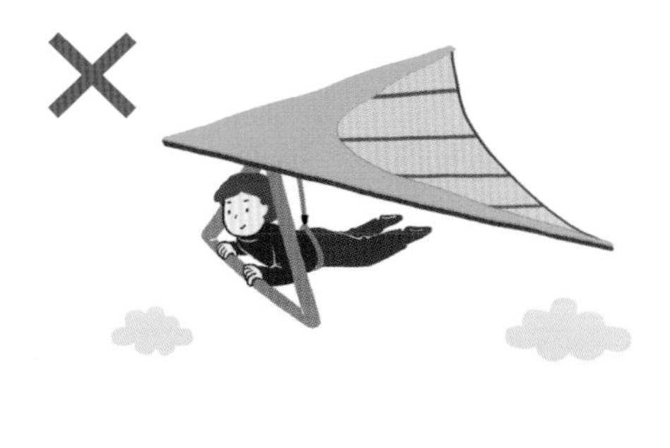

滑翔翼

慢性病患者旅遊應注意的事項

慢性病患者的狀況常因為環境、作息、飲食、旅遊地點而改變，不恰當的選擇不只加重了身體的負擔，也增加了相關風險，尤其是老年人更加不可以大意。

旅遊期間一定要遵照醫師的叮嚀，以免發生意外；另外，慢性病患者也要多多注意自己的身體變化，建議養成紀錄的好習慣，回國後可以提供醫師參考，作為病情的追蹤紀錄，或是下次出遊的提醒筆記。

癌症疾病方面：

① 癌症病人可能為高度凝血傾向，適度飲水並避免脫水的發生，並隨時留意是否有跛行或下肢疼痛，如有相關症狀要高度懷疑下肢深部靜脈血栓的發生。

② 部分癌症病人可能合併貧血症狀，前往高海拔或低血氧地區，可以適度的使用氧氣。

③ 有些癌症個案手術後，可能有淋巴水腫的併發症（如乳癌病人），應盡可能穿著寬鬆的衣物，並輔以按摩，以避免惡化水腫症狀。

④ 癌症病人如果有疼痛控制的管制型藥物如嗎啡，應留意前往的旅遊國有沒有相關的法規限制，也可事前請主治醫師開立相關的英文診斷證明，才不會遭到海關官員的扣留。

心臟血管疾病方面：

① 前往高海拔地區旅遊時，因為高山的氧氣濃度較低，必要時可準備攜帶型氧氣備用。

② 高血壓用藥盡可能使用長效劑型，特別是目的地與出發地的時差在 6 小時以上的地區。

③ 高血壓用藥包括利尿劑及血管擴張劑，在調整用藥時，可能出現脫水或低血壓情形，因此在旅行途中仍應留意水分及鹽分的補充。

④ 心臟病患者應隨身攜帶一份最近的「心電圖影本」及「心律調整器的紀錄」（安裝心臟節律器者），出國旅遊遇到心臟病發作，可以提供相關記錄供國外醫師參考，以做出對病人最有利的判斷。

⑤ 若有血栓病史，搭飛機時應該定時起身活動，而自行開車每 2 小時，也要下車活動筋骨，以避免發生「旅行者血栓——下肢深層靜脈血栓」。

⑥ 冠心症病人應隨身攜帶硝化甘油舌下含錠，遇有胸悶、胸痛等疑似症狀，應立即使用，不管症狀是否得到緩解，都應該盡快找到心臟科醫師進行診治。

⑦ 心室性心律不整病人，前往瘧疾疫區旅遊，若需要投予預防性口服抗瘧藥，應該先詢問醫師，進行查詢，以避免發生藥物不良反應。

⑧ 國內泡湯或國外溫泉旅遊，水溫不宜超過 42℃，每次泡湯不宜超過 20 分鐘，近來國人流行到日本溫泉旅行，一邊泡湯一邊賞雪，泡湯時血管擴張，離開湯池時血管又劇烈收縮，相當容易誘發心臟病發作。

⑨ 過度劇烈的戶外活動，如極限運動或雲霄飛車，也不適合心臟病人。

肺部疾病方面：

① 常見的慢性肺功能受限的病人（如慢性阻塞性肺疾病或間質性肺病），前往高海拔或低氧地區旅遊，可準備攜帶型的氧氣，以補償特殊地區血氧濃度的不足。

② 低溫環境可能誘發慢性呼吸道疾病（如氣喘）的發生，造成續發性的低血氧，隨身攜帶口服藥或氣喘噴劑可有效避免呼吸道的不穩定。

③ 如果需要噴霧器或其他呼吸設備，可事先與航空公司討論並提出申請。

④ 搭飛機久坐不動可能發生經濟艙症候群，應留意是否有「肺栓塞」的發生。

腸胃道疾病方面：

① 為避免旅遊者腹瀉，應該避免生食，並飲用煮沸過且乾淨的開水。

② 旅遊途中發生旅遊者腹瀉，應儘速就醫，並與醫師討論是否給予「預防性抗生素」，以避免發生嚴重脫水。

③ 肝硬化病史或酒精成癮患者，為免疫功能不佳的危險族群，應該避免食用未煮熟的海鮮，才不易受到細菌感染。

④ 肝硬化或慢性肝功能異常病人，前往危險區域，並且需要使用預防性口服抗瘧藥，應該先諮詢醫師，以避免發生藥物不良反應。

腎臟疾病方面：

① 應該避免生食，並飲用煮沸過且乾淨的開水。

② 時時注意鹽分及水分的攝取，旅遊途中的飲食應該清淡，過度的鹽分攝取會加重腎臟的負擔，若水分攝取不足造成脫水，則可能再次惡化腎臟功能。

③ 腎臟病友在旅遊途中的飲食，應該避開「楊桃」，以避免引發噁心嘔吐、打嗝、癲癇發作等神經症狀，嚴重者甚至會引起死亡。

腎友也能安心出國去

- □ 「血液透析」是臺灣末期腎衰竭病人透析的主要方式，大部分是一週三次，透析患者在過去因為缺乏國外洗腎資源的連結，多半畏懼出國旅遊，出國時必須更換不同的血液透析中心，飲食也改變了，所以會建議病人在開始接受血液透析的六個月之後，再考慮長距離旅遊。
- □ 目前有旅行社或民間團體「臺灣腎友生活品質促進協會」，安排洗腎旅遊團，由於參與旅遊的都是洗腎的朋友，有些旅遊團甚至有隨隊的腎臟專科醫師，因此，腎友出門遊玩相當安心。
- □ 出國前記得準備完整的血液透析病歷摘要、心電圖及胸部 X 光，如果你是自行安排旅遊行程，可以透過中華民國腎臟基金會查詢國外透析中心資料，切記出門前必須事先安排旅遊地的洗腎事宜，出國前記得聯繫旅遊地的透析單位預做準備，並隨身攜帶完整的血液透析病歷摘要，以便於旅遊地的洗腎作業可以無縫接軌，並根據腎功能適度調整藥物劑量。

糖尿病方面：

① 糖尿病病患的血糖波動與水分攝取有關，應該自我管理避免脫水問題的發生。

② 若是足部有傷口或壓瘡，因為糖尿病的感覺異常及傷口不易癒合，應該每日進行檢視，避免情況惡化。

③ 飛行途中可以血糖機每 4~6 小時進行血糖監測。

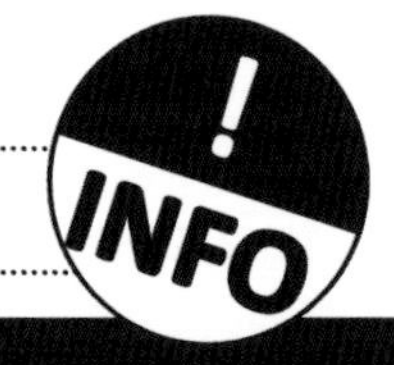

旅遊藥物劑量的調整

□ 旅遊目的地與臺灣時差在 4 小時之內，像是東北亞、東南亞或紐西蘭、澳洲等地，不需要調整藥物劑量，但如果時差超過 4 小時，可以與新陳代謝科醫師討論口服降血糖藥或胰島素的劑量調整。

□ 注射胰島素的調整原則：若飛機往東飛行（臺灣往美國飛），時間會減少，因此下飛機前的最後一次胰島素注射，中長效胰島素的劑量要減少，反之，若飛機往西飛行（臺灣往歐洲飛），時間會延長，可以多增加一次短效胰島素的注射。

□ 口服降血糖藥物的調整原則：如果往東飛，時間會減少，目的地時差在 4 小時以上，口服藥可以減量三分之一，如果往西飛行，時間會增加，一般不建議額外增加劑量。

④ 出外旅遊因為用餐量與用餐時間不固定，加上行走時間長，活動量增加，常常需要監測血糖，藉以調整飲食及藥物劑量，足夠的胰島素針劑及隨身血糖機是有必要的。

⑤ 糖尿病病人及照顧者必須熟悉低血糖之症狀及處理方式，旅行途中發生低血糖，透過隨身血糖機的檢測，立刻食用隨身攜帶的食物，就能避免低血糖的發生。

嚴重的過敏反應方面：

① 出國旅遊免不了享用美食，應該時時留意食物上的標示成分，常見的過敏原像是花生或牛奶，多半會標示在包裝上。

② 國內不常見但目的地常見的易過敏食物，應該事先做好調查。搭乘飛機若需要預訂特殊餐點或避免的食材，應該在訂機票時就向航空公司提出要求。

③ 為了預防過敏症的發生，準備的藥物，除了「口服抗組織胺」，可以考慮攜帶短天數的類固醇備用。

特別篇——特殊族群的旅遊飲食計畫

慢性疾病患者旅遊飲食

普遍來說，治療病程持續 6 個月以上的疾病可稱之為「慢性病」。慢性病人並非不能享有出國遊玩的樂趣，只要規律的服藥，便可穩定且長期的控制病情。如果因為出遊作息不正常導致服藥的時間改變，建議在出遊 1~2 個月前與主治醫師討論出國時攜帶的預防用藥以及原有藥物間的交互作用，並且注意在旅遊地的飲食習慣，尤其是老年人更不能輕忽。

1. 糖尿病患者

對糖尿病的飲食控制來說，「醣類」扮演著很重要的角色；因此瞭解旅遊地點的主食（指全穀雜糧類）是何種食物是很重要的。

記得在訂購機票時先向航空公司預訂糖尿病餐，並注意主食份數是否足夠，若不足可以向空服員索取小麵包或自備雜糧餅乾，以補足主食份量。若是需要施打胰島素者，建議確認餐點送到時再行打針。在飛機上儘量多喝水，航空公司亦提供茶、咖啡及代糖包，但茶及咖啡需節制飲用量。

旅遊途中比較大的問題是誤餐，有時會因行程安排或旅遊旺季塞車等因素錯過了用餐時間。當用餐時間延遲時，可先補充一份隨身攜帶的小餅乾暫時充饑，預防血糖低下的症狀發生。最好能隨身攜帶糖果、糖錠或含糖飲料，如有低血糖症狀發生時可以先救急食用。

2. 心血管疾病患者

高血壓患者若有服用利尿劑藥物，可能導致排尿量的增加，若再加上旅途中流汗量較多，更要隨時注意保持水分的補充。鹽分的限制可以較為放鬆但也不是毫無節制，成人每日鈉建議攝取量不應超過 2400 毫克，若換算成鹽的重量，大約是 6 公克。

飲食方面，仍應秉持清淡的原則，多吃蔬菜及水果。西式自助餐中常有火腿、熱狗、培根等高鹽份的加工肉品，建議避免或限制食用量。中式桌餐有時菜色烹調較油及鹹，菜餚在吃之前可過一下清湯，以減少油脂及鹽的攝取，每餐飯以八分飽為宜，不宜吃太飽。

慢性疾病患者旅遊前準備

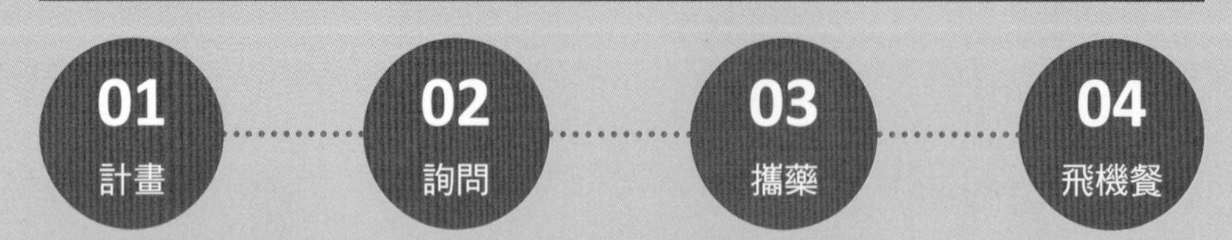

建議 1~2 個月前規畫出國旅遊用藥事宜。尤其是領用慢性處方箋者，避免出國時沒有藥可服用。

告知主治醫師旅遊計畫，詢問病情穩定狀況、詢問現在身體能否負擔欲進行的活動，以及需購買的藥物。

為防藥品遺失，最好能攜帶 1.5 倍的藥量，並分別放在托運行李與隨身行李中。領用藥量與相關文件需諮詢主治醫師。

為了使用方便，可以將藥品分裝在藥盒中比較清楚，並在上方貼標籤，註明服用時間才不會搞混。同時製作藥卡筆記，上面註明中英文藥名、外觀、適應症，預防突發意外時旁人可以做緊急處理。

事先向航空公司諮詢並訂購特製飛機餐。

搭機時注意

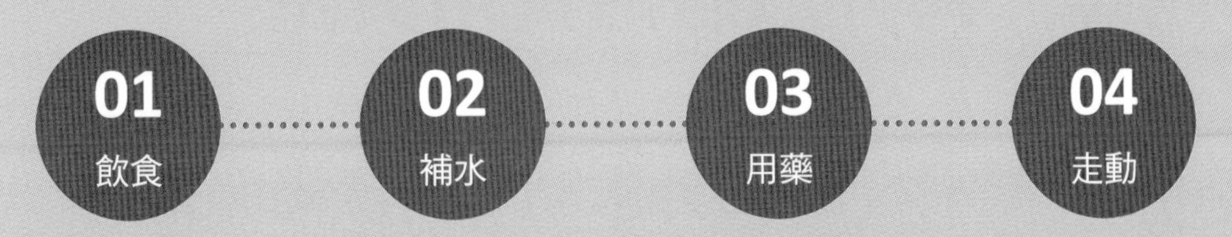

糖尿病患者可預先準備雜糧餅乾，以備誤餐時可以食用。

保持充足的水分，節制飲用咖啡及酒精飲品。

在飛機上可按照臺灣作息時間吃藥，抵達旅遊地時再按當地時間吃藥。糖尿病口服藥物與胰島素調整，請與平時看診醫師確認或參考本書 p.206 內容。

每 2~3 小時最好能起身走動 3~5 分鐘。

附錄・海外旅遊的實用資訊

可靠的夥伴！「國外求助」的機構與管道

※ 文字資料參考：外交部領事事務局（參考時間：107.03）

01. 聯絡臺灣在當地的緊急救助組織

外交部領事事務局網站中，有「旅外安全」項目，可以點選「旅外國人急難救助」，內有「駐外館處緊急聯絡電話暨通訊錄查詢」，表列我國於世界各地共設有一百多個駐外單位與聯絡資訊，且係設於各國首都或重要城市，各館處均設置有緊急聯絡電話。

方式選擇

- 「駐外館處緊急聯絡電話暨通訊錄」在外交部領事事務局的網站中能以搜尋的方式找到。
- 紙本於機場出境大廳或服務台及領事事務局與分支機構大廳均可免費取用。
- 或在出國前下載旅外救助指南 APP，及加入外交部領事事務局 LINE 好友（ID:@boca.tw）。

02. 帶著有當地文字翻譯對照的「旅外國人急難救助卡」與緊急電話使用

在「旅外安全」項目中，提供「旅外國人急難救助卡」供國人下載並隨身攜帶，內容皆提供兩句求助話語的各國語言對照表：「我來自臺灣，我不會說貴國的語言，能否提供中文傳譯」、「如不可能，請您聯繫我國的駐外機構，我需要他們的協助」。

目前共有日文、韓文、英文、泰文、印尼文、越南文、馬文、法文、俄文、阿拉伯文、德文、義文、西文、葡文 14 種語言，幾乎已能涵蓋所有國家。

「外交部緊急聯絡中心」設有兩支緊急服務電話，都有專人 24 小時接聽，如果無法與駐外館處取得聯繫或就近向當地警察局求助，您或國內親友也可直接與「外交部緊急聯絡中心」聯繫。

該中心還有設立「旅外國人急難救助全球免付費專線」電話：800-0885-0885，目前適用歐、美、日、韓、澳洲等 22 個國家或地區，該專線可以使用當地申請之行動電話門號、公共電話或市話方式撥打，如果是以您自己攜帶的國內行動電話撥打，會有國際漫遊電話費用需支付。國人在海外遭遇緊急危難時，可透過該專線電話尋求聯繫協助。

國內地區撥打

「旅外國人緊急服務專線」電話：0800-085-095（諧音：您幫我，您救我）

全球地區撥打

「旅外國人急難救助海外付費專線」電話：（國際冠碼）+886-800-085-095

03. 國際醫療轉送

當外出旅遊發生緊急醫療或賠償事故時，如果本身有投保旅遊平安險、團體險或其他醫療相關保險，通常保險公司都備有合作的海外急難救援公司電話。如果沒有另外投保，還可以詢問目前比較著名的「國際 SOS」，可提供國際醫療轉送的專業團隊，包含緊急醫療轉送、急重症病人、突發疾病患者、傳染性疾病及特殊重症患者、亦或是大型災害事件傷患者，都可以接手安排。

04. 善用智慧型手機 APP

有 2 款 APP 能夠利用，可以方便迅速查詢醫療相關資訊：

・旅外救助指南・ android ios

中華民國外交部領事事務局提供給國人旅外急難救助服務的 APP，結合智慧型手機之適地性服務（Location-Based Service），讓旅外國人能隨時隨地瀏覽前往國家之基本資料、旅遊警示、遺失護照處理程序、簽證以及我駐外館處緊急聯絡電話號碼等資訊。

大部分資訊皆可離線使用，方便使用者在國外無網路服務狀態使用；急難救助電話可依使用者所在國家而顯示當地駐外館處電話和免付費電話，按鈕即可撥打電話。

你一定得知道的「海外就醫」給付辦法

※ 文字資料參考：衛生福利部中央健康保險署（參考時間：107.03）

國外看病好貴啊！該如何申請核退呢？

如果在國外臨時發生不可預期的緊急傷病，並在當地醫療院所立即就醫時，必須先付清醫療費用並且申請相關就醫證明文件，回台後憑單據向單位申請給付。

在國外（含大陸地區）遭受緊急危難，包括意外傷害、疾病、生產分娩等，在當地就醫者可於就醫日或出院之日期後六個月內備齊下列文件，向投保所在地轄區的健保分局申請費用核退。

■申請文件與證明：

- 全民健康保險自墊醫療費用核退申請書。
- 醫療費用收據正本及費用明細表。
- 出院病歷摘要或診斷書（如為外文文件，除英文外應檢附中文翻譯；生育案件檢附戶口名簿影本或出生證明）。
- 當次出入境證明文件影本或服務單位出具之證明。
- 出海作業船員應出具身分證明文件及當次出海作業起返日期證明文件。

■給付

1. 健保

海外緊急就醫核退健保費用標準為：急診每人次 2,794 元、門診每人次 885 元、住院每人日 5,919 元，其超過部分不予給付（健保給付金額為每季浮動）。更詳細資料可參考中央健康保險署網頁（https://www.nhi.gov.tw）首頁 ➡ 一般民眾 ➡ 自墊醫療費用核退，參考相關事項。

2. 向保險公司申請醫療給付

相對於臺灣健保制度所提供低廉的醫療費用，國外醫療費用相當高昂，然而出門在外，多少都會有風險，建議出國之前，還是加保旅遊平安險及海外突發疾病醫療險，其中的『海外突發疾病醫療險』大多都是附加險，可在投保旅平險時同時加保，多一份保障，旅遊更心安。商業保險給付，其所需的文件與健保核退相同，所以在海外申請時至少要正本各一式兩份，另需前往內政部出入境管理局申請出入境證明文件兩份，文件才算備齊。

旅遊平安險及海外突發疾病醫療險

保險名稱	險種	保障內容
旅遊平安險	主險	意外傷害導致身故或殘廢
海外突發疾病醫療險	附加險	・海外就醫門診、住院與急診
海外急難救助險	附加險或加值險	・醫療轉送 ・重大傷亡親友探視 ・搜救費用 ・遺體運送

※ 註：保障內容依保險業者保單內容有所差異，投保前務必詢問清楚。

準備背包中容易攜帶的健康小點心

隨身攜帶小包裝的點心，除了可在挑戰體能的旅程中，隨時補充體力外，也可在行程中誤餐時先充飢一下，或如遇到當地的食物不合您胃口時也可食用。

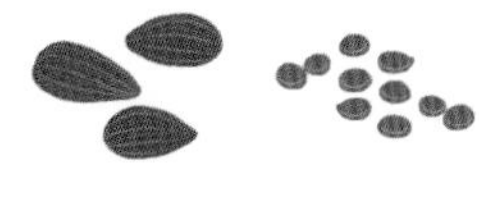

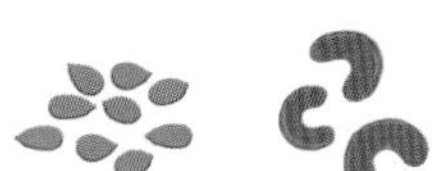

1. **堅果種子類：**花生、核桃、腰果、杏仁果等。體積小、熱量較高且營養豐富，可以充飢又能迅速補充體力。
2. **水果乾類：**葡萄乾、莓果乾、鳳梨乾、芒果乾、蘋果乾、香蕉乾等。
3. **高纖餅乾：**小包裝雜糧餅乾。
4. **雜糧麵包：**全麥小餐包、核桃小餐包、葡萄乾小餐包等。在旅途中能很好地補充身體消耗的能量，是外出旅行必備的好選擇。

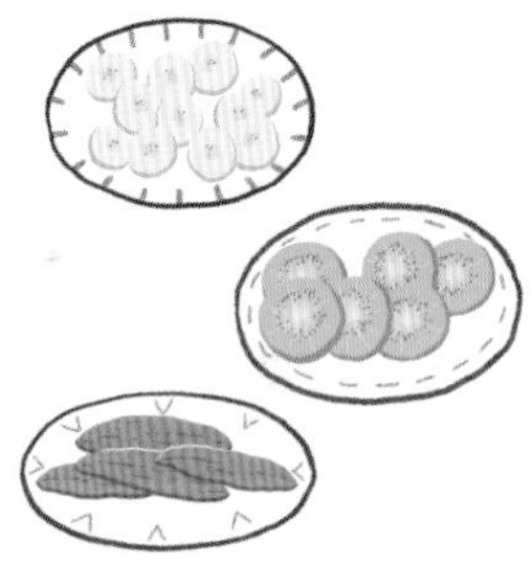

5. **水果：**當地盛產的新鮮水果，如：香蕉、橘子等，剝皮即可食用；或是小蕃茄、葡萄等，洗乾淨後裝在小保鮮盒，既美味又可補充水分、維生素和纖維質等。

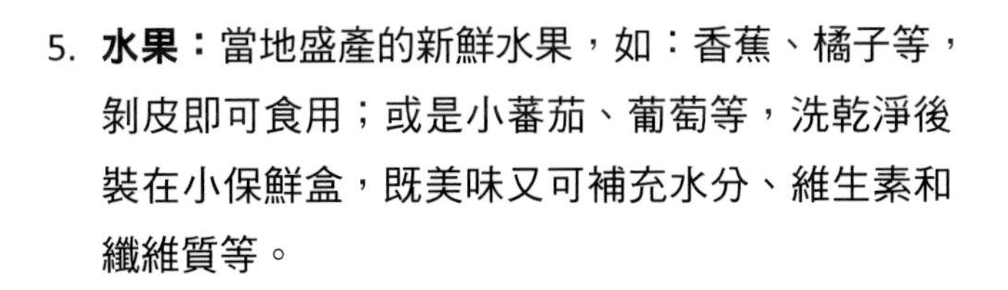

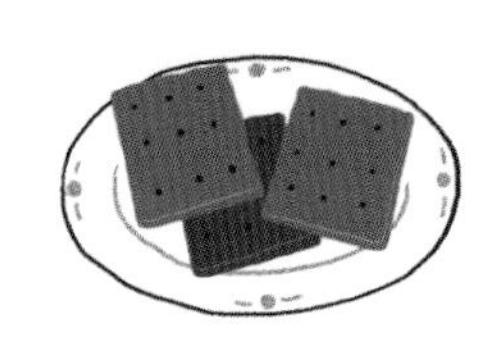

記得多補充水分為旅行第一要件

沒事多喝水，補水當回事

夏季出遊更需要注意補充水分，平常一般成年人水分的需求量約為每公斤體重 30 ~ 35 毫升，若以 70 公斤的體重計算則水分的需求量約為 2100~2500 毫升／天，也就是大約 10 杯／天。旅遊期間因活動量增加，水分的需求亦會隨之增加，若旅遊地點的氣候較為炎熱，此時出汗（用以散熱）會讓人體流失更多的水分，所以，水分的補充更為重要。

身體獲取水分主要有三個來源：① 固體食物中含有的水 ② 體內新陳代謝過程中產生的水 ③ 直接飲用的水和飲料。我們每天可從食物（例如：飯、肉類、蔬菜及水果等固體食物）中獲得約 1000 毫升的水分，體內新陳代謝過程會產生約 350 毫升的水分，所以，若以每天需求量 2100~2500 毫升為例，扣除這些來源（1000+350 毫升）的水分後，剩餘的水分需求（約 750~1150 毫升）再由水、茶、牛奶、果汁、飲料或湯等液體來補足。提醒注意流汗較多的人，需依流汗情形再額外補充水分，而咖啡和酒類有利尿效果，若有飲用要注意水分進出的平衡。

飲水量夠不夠可觀察自己的排尿的頻率和尿液的顏色來評估，若整個早上或下午都不想上廁所就代表水可能喝得太少。**正常的尿液為淡黃色，若尿色較濃或有較重的臭味，都是水分攝取不足的警訊。**而當出現口渴症狀時則代表身體已有脫水問題，因此，不要等到口渴才喝水，建議隨身攜帶水壺，少量多次隨時補充水分。

不喝來路不明的水

除了美國、日本、新加波、澳洲、紐西蘭及歐洲許多國家的自來水可以直接生飲，其他地區的國家建議最好還是飲用瓶裝水，不要生飲自來水。若旅遊者擔心自己的體質可能會因為不適應當地的環境而導致不適，則最好飲用煮過的開水或瓶裝水。另外，**提醒旅遊者一般各國水龍頭的生飲水只限於冷水，不包括熱水！**美國環保局（Environmental Protection Agency，簡稱 E.P.A. ）的專家指出：自來熱水會含有較高的鉛和其他的有害物質，因為自來熱水不僅比冷水更能溶化有害物資，且熱水停留在水管中的時間也比較長，所以，如果一定要喝熱水，要將冷水加熱再飲用比較好。

海外地區常見疾病與就醫資訊

※ 文字資料參考：衛福部疾病管制署、衛福部中央健康保險署（參考時間：107.03）

※ 備註：由於官方網站時有更改網址或網域的情形，讀者在查詢本書網站名稱時，請以本書中載明的中文官方名稱加以查詢。

1. 東南亞

隨著時代進步，東南亞國家的衛生條件與醫療環境也有長足的進步，然而，還是有部分國家其衛生環境與醫療仍屬落後的區域。欲至這些地區旅遊前，務必對建議要施打的疫苗及預防的藥物做好充分的了解。

瘧疾	**症狀**	瘧疾早期主要的症狀為發燒、畏寒及顫抖，同時可能出現頭痛、肌肉痛、關節痛、噁心、嘔吐，若未接受正確診斷與治療，數天後會出現間歇性或週期性的畏寒及顫抖、發燒及出汗等症狀，嚴重者可能導致脾腫大、黃疸、休克、肝腎衰竭、肺水腫、急性腦病變及昏迷。
	預防	① 提早於國內準備，請至少於出國前一個月，先到旅遊醫學門診向醫師諮詢並評估感染之風險、預防性投藥之需求與是否有服用上的禁忌症。 ② 可服用預防藥物，然而要到有效劑量需再提早服用，且離開該區域後，須持續服用 7~28 天才有保障。 ③ 藥物無法 100% 預防，需要搭配防蚊措施。

登革熱	**症狀**	典型登革熱的症狀有高熱和頭痛、肌肉痛、關節痛、後眼窩痛以及發疹；嚴重時則發生可能致命的出血或嚴重器官損傷。
	預防	① 住宿時應選擇住在有空調、無蚊蟲或是有紗門、紗窗的房子。 ② 住宿在野外，睡覺時應使用蚊帳，並檢查蚊帳是否有破洞，蚊帳內是否有蚊子。 ③ 在戶外或蚊蟲多的地方，請穿著淺色長袖衣褲。 ④ 可使用衛福部核准含有 DEET 成分的防蚊液來預防蚊蟲叮咬。
新型 A 型流感	**症狀**	輕症初期症狀類似流感，初期可能出現發燒、咳嗽等急性呼吸道感染症狀，部份重症個案會快速進展成肺炎併發敗血性休克，甚至死亡。
	預防	① 勤洗手。 ② 避免接觸禽鳥及其分泌物。 ③ 避免生食禽肉與蛋類。

麻疹	**症狀**	麻疹為傳染力很強的病毒性疾病，可經由空氣、飛沫傳染或接觸病人鼻咽分泌物而感染。感染後會發高燒、咳嗽、結膜炎、鼻炎等症狀，口腔的黏膜會產生斑點，疹子會逐漸由耳後、臉頰開始散布至全身，嚴重時會併發腦炎或肺炎。
	預防	① 提前於出國前確認是否已接種麻疹疫苗。 ② 6 個月以下的嬰兒及無麻疹抗體之孕婦避免前往。
茲卡病毒感染症	**症狀**	發燒、紅疹、關節痛、關節炎、結膜炎等，持續約 2-7 天，有時也有頭痛、肌肉痠痛等症狀。
	預防	① 外出使用含 DEET 成分之防蚊液作預防。 ② 住宿在野外，睡覺時應使用蚊帳，並檢查蚊帳是否有破洞，蚊帳內是否有蚊子。 ③ 如果確診為茲卡病毒感染，發病期間要待在蚊帳內或室內，避免被蚊子叮咬造成次波傳染。長時間戶外活動時，建議穿著淺色長袖衣褲。 ④ 安全性行為。 ⑤ 女性自流行地區返國後，無論是否出現疑似症狀，建議延後至少 6 個月懷孕。

急性病毒性 A 型肝炎	**症狀**	突然出現發燒，全身倦怠不適，食慾不振，嘔吐及腹部不舒服，數天之後發生黃疸。
	預防	① A 型肝炎疫苗接種。 ② 注意飲食與飲水衛生及勤洗手。

東南亞就醫資訊

雖然東南亞國家已逐漸進步，許多大都市的醫療院所甚至講中文都能溝通，然而仍有著城鄉差距或是部分國家醫療仍不發達的狀況，可以選擇獲得 JCI (國際醫院評鑑) 或是 ISTM(國際旅遊醫學學會) 認證的醫院較有保障與安心。若是身處完全無法處理的地區或狀況，可撥打當地緊急電話求助。

2. 東北亞

位於東北亞的日本與南韓可說是國人最常旅行的地區，氣候跨越寒帶、溫帶及亞熱帶，四季分明，南北溫差甚大。日本與南韓都是相當進步的國家，加上華人眾多，可算是便利性與安全性都相當高的旅遊區域，然而日本因麻疹疫苗接種率不佳，每年均有零星疫情傳出，須特別注意。

麻疹	**症狀**	麻疹為傳染力很強的病毒性疾病，可經由空氣、飛沫傳染或接觸病人鼻咽分泌物而感染。感染後會發高燒、咳嗽、結膜炎、鼻炎等症狀，口腔的黏膜會產生斑點，疹子會逐漸由耳後、臉頰開始散布至全身，嚴重時會併發腦炎或肺炎。
	預防	① 提前於出國前確認是否已接種麻疹疫苗。 ② 6 個月以下的嬰兒及無麻疹抗體之孕婦避免前往。
瘧疾	**症狀**	瘧疾早期主要的症狀為發燒、畏寒及顫抖，同時可能出現頭痛、肌肉痛、關節痛、噁心、嘔吐，若未接受正確診斷與治療，數天後會出現間歇性或週期性的畏寒及顫抖、發燒及出汗等症狀，嚴重者可能導致脾腫大、黃疸、休克、肝腎衰竭、肺水腫、急性腦病變及昏迷。
	預防	① 提早於國內準備，請至少於出國前一個月，先到旅遊醫學門診向醫師諮詢並評估感染之風險、預防性投藥之需求與是否有服用上的禁忌症。 ② 可服用預防藥物，然而要到有效劑量需再提早服用，且離開該區域後，須持續服用 7~28 天才有保障。 ③ 藥物無法 100% 預防，需要搭配防蚊措施。

日本腦炎	**症狀**	一開始出現如發燒、腹瀉、頭痛或嘔吐等，症狀輕微者的臨床表現為無菌性腦膜炎或不明原因發燒，嚴重者神智不清、對人時地不能辨別甚至昏迷。
	預防	① 提早於國內準備，確認是否需接種疫苗。 ② 預防病媒蚊叮咬，於流行期作好自我保護措施，可穿著淺色長袖衣褲，身體裸露處使用衛生福利部核可之防蚊藥劑，以避免蚊蟲叮咬，降低感染風險。 ③ 住宿在野外，睡覺時應使用蚊帳，並檢查蚊帳是否有破洞，蚊帳內是否有蚊子。 ④ 避免於黎明和黃昏等病媒蚊活動的高峰期，或病媒蚊孳生地點附近活動。
急性病毒性 A 型肝炎	**症狀**	突然出現發燒，全身倦怠不適，食慾不振，嘔吐及腹部不舒服，數天之後發生黃疸。
	預防	① A 型肝炎疫苗接種。 ② 注意飲食與飲水衛生及勤洗手。

狂犬病	**症狀**	初期症狀可能為：如發熱、喉嚨痛、發冷、厭食、嘔吐、呼吸困難、頭痛等，抓咬傷部位出現異樣感，持續數天後，出現興奮及恐懼的現象。然後發展至麻痺、吞嚥困難，並且可能引發恐水症。隨後併有精神錯亂及抽搐等現象。若不採取任何醫療措施，患者在 2 ~ 6 天內（有時會更久），常因呼吸麻痺而死亡。
	預防	① 如為高危險族群必須在 1 個月前事先安排與規劃。 ② 除了職業需要以外，一般民眾並無事先接種疫苗之必要。 ③ 如國人出國前往狂犬病高風險國家長期滯留，或易遭犬類或野生動物攻擊之旅遊活動，為了降低狂犬病毒感染發病之風險，可以考慮接受暴露前預防接種。

備註：自民國 103 年 1 月 1 日起，國人遭受動物抓咬傷，醫療處置所需狂犬病疫苗及免疫球蛋白已納入全民健康保險給付，全國各縣市（含離島縣市及蘭嶼）均有人用狂犬病疫苗接種服務醫院（衛生所），提供民眾接種管道。

東北亞就醫資訊

日本與南韓除非是前往偏僻地區，以醫療便利性而言算是相當高，日本與南韓均採醫藥分業，就診後持醫師處方箋至醫療院所附近藥局購藥。日本大多數的醫師均諳英語，還可用英語溝通，而韓國醫師或藥劑師大多都以韓語看診開藥，如果溝通問題無法克服，在首爾有外國人專門醫院提供外國人醫療救助。

備註：以下電話資訊若無特別括號標示，即需以您前往的國家當地手機撥打電話。

・ 特定非營利活動法人 AMDA 國際醫療情報中心

http://chi.amda-imic.com/（簡體中文）
免費電話提供醫療資訊以及有日文以外的語言服務的醫院。
電話：國際冠碼 +81-3-5285-8088（使用臺灣手機在日本當地撥打）
諮詢時間：每天 09:00-20:00

・Japan Helpline

http://www.jhelp.com/en/jhlp.html（英文網頁）
提供外籍人士 24 小時醫療專線，有一般問題對應服務也有緊急問題處理。
電話：國際冠碼 +81-5-7000-0911（使用臺灣手機在日本當地撥打）
諮詢時間：每天 24 小時

・ 延世大學醫療院（Yonsei University Health system）

電話：國際冠碼 +82-2-2228-5825（中文）
網站 : www.yuhs.or.kr/ch/（簡體中文）

・ 首爾峨山醫院（Asan Medical Center）

電話：國際冠碼 +82-2-3010-5001（中文）
網站 : chn.amc.seoul.kr/gb/lang/main.do（簡體中文）
（資料來源：韓國觀光公社）

・ 三星首爾醫院（Samsung Medical Center）

電話 : 國際冠碼 +82-2-3410-0200（英、日、中、俄文）
網站 : http://www.samsunghospital.com/gb/language/china/main/index.do（簡體中文）

・ 首爾大學醫院

電話 : 國際冠碼 +82-2-2072-0505（英、日、中、俄文）

網站 :www.snuh.org/global/ch/main.do（簡體中文）

3. 大陸港澳

由於距離近且使用相同語文，近年至大陸港澳地區旅遊的人數大幅度增加，然而，由於中國各地的衛生條件與設備並不一致，建議在旅行前先上相關網站了解當地的旅遊安全及傳染病風險。

麻疹	**症狀**	麻疹為傳染力很強的病毒性疾病，可經由空氣、飛沫傳染或接觸病人鼻咽分泌物而感染。感染後會發高燒、咳嗽、結膜炎、鼻炎等症狀，口腔的黏膜會產生斑點，疹子會逐漸由耳後、臉頰開始散布至全身，嚴重時會併發腦炎或肺炎。
	預防	① 提前於出國前確認是否已接種麻疹疫苗。 ② 6 個月以下的嬰兒及無麻疹抗體之孕婦避免前往。
急性病毒性 A 型肝炎	**症狀**	突然出現發燒，全身倦怠不適，食慾不振，嘔吐及腹部不舒服，數天之後發生黃疸。
	預防	① A 型肝炎疫苗接種。 ② 注意飲食與飲水衛生及勤洗手。

狂犬病	**症狀**	初期症狀可能為：如發熱、喉嚨痛、發冷、厭食、嘔吐、呼吸困難、頭痛等，抓咬傷部位出現異樣感，持續數天後，出現興奮及恐懼的現象。然後發展至麻痺、吞嚥困難，並且可能引發恐水症。隨後併有精神錯亂及抽搐等現象。若不採取任何醫療措施，患者在 2 ~ 6 天內（有時會更久），常因呼吸麻痺而死亡。
	預防	① 如為高危險族群必須在 1 個月前事先安排與規劃。 ② 除了職業需要以外，一般民眾並無事先接種疫苗之必要。 ③ 如國人出國前往狂犬病高風險國家長期滯留，或易遭犬類或野生動物攻擊之旅遊活動，為了降低狂犬病毒感染發病之風險，可以考慮接受暴露前預防接種。

備註：自民國 103 年 1 月 1 日起，國人遭受動物抓咬傷，醫療處置所需狂犬病疫苗及免疫球蛋白已納入全民健康保險給付，全國各縣市（含離島縣市及蘭嶼）均有人用狂犬病疫苗接種服務醫院（衛生所），提供民眾接種管道。

小兒麻痺	**症狀**	大部分的患者症狀並不明顯，僅約 4~8% 患者出現發燒、頭痛、倦怠、噁心、嘔吐等輕微症狀，更少數的人頸部僵硬或神經麻痺症狀，麻痺症狀無法復原，少數因呼吸道麻痺導致死亡。 小兒麻痹症無特效藥治療，僅能採取支持性療法；如出現急性肢體無力麻痺症狀，應立即就醫，並告知醫師旅遊史。
	預防	① 最有效的方法就是按時接種小兒麻痺疫苗。 ② 民眾欲赴小兒麻痺症流行地區或目前有疫情的國家前，應先前往旅遊門診諮詢，確實完成疫苗接種。

瘧疾	**症狀**	瘧疾早期主要的症狀為發燒、畏寒及顫抖，同時可能出現頭痛、肌肉痛、關節痛、噁心、嘔吐，若未接受正確診斷與治療，數天後會出現間歇性或週期性的畏寒及顫抖、發燒及出汗等症狀，嚴重者可能導致脾腫大、黃疸、休克、肝腎衰竭、肺水腫、急性腦病變及昏迷。
	預防	① 提早於國內準備，請至少於出國前一個月，先到旅遊醫學門診向醫師諮詢並評估感染之風險、預防性投藥之需求與是否有服用上的禁忌症。 ② 可服用預防藥物，然而要到有效劑量需再提早服用，且離開該區域後，須持續服用7~28 天才有保障。 ③ 藥物無法 100% 預防，需要搭配防蚊措施。

大陸港澳就醫資訊

一、大陸地區

大陸地區幅員廣大，醫療水準良莠不齊，如遇到生病就醫時，在人生地不熟的狀況下，避免在診所看診。在大陸地區，只要是縣級以上城市均設有人民醫院(類似公立醫院)，至少醫療水準有一定的保障，或可選擇台商醫院、國際醫院，但醫療費用也相對高昂。根據「全民健康保險自墊醫療費用核退辦法」，在大陸地區，發生不可預期的緊急傷病或緊急生育情事，必須在當地醫療院所立即就醫時，回臺灣一樣可以申請健保核退。需要特別提醒的是，若申請核退住院 5 日以上的費用，需檢具「醫療費用收據正本」及「診斷書」，並在大陸地區公證處辦理公證書，再持公證書正本向國內財團法人海峽交流基金會申請驗證後，才可以提出申請。另外，在大陸醫院看診時，往往有候診時間長、插隊、不重視病人隱私等問題，就醫前須先有心理準備。

二、香港地區

香港在醫療水準上相當地高，不管醫院或診所都分為公立與私人，鼓勵病人先至診所就診評估是否需要轉診至醫院，然而公立與私人的收費差距相當大，公立診所收費較低，但是等待時間相當長，且必須先預約，私人診所候診時間短，但收費相對高昂。如非急診狀況，不建議至大醫院看診。而在語言的部分，香港政府有所謂的「傳譯服務」可提供申請，但是由於香港跟臺灣皆屬華文地區，臺灣民眾實際使用的機會不多。

三、澳門地區

澳門地區除大型醫院外，另有衛生中心可提供醫療服務，比較具有規模的的大型醫院總共有四家：仁伯爵綜合醫院（ 俗稱山頂醫院）、仁伯爵綜合醫院離島急診站、鏡湖醫院與科大醫院，前述三間醫院有 24 小時急診服務。

大陸就醫資訊

醫院等級查詢系統：可透過官方網站查詢合法醫院診所

https://www.hqms.org.cn/usp/roster/index.jsp

香港就醫資訊

香港醫師網：可透過查尋搜索執業醫師、科別與看診時間

www.hkdoctors.org/chinese/

澳門就醫資訊

澳門旅遊局：提供各衛生中心與醫院之資料

http://zh.macaotourism.gov.mo/plan/practical_info_detail.php?id=7

4. 北美洲

北美洲包括美國與加拿大，都是國人常去旅遊的國家，美國本土範圍寬闊、地形多樣且氣候複雜，有熱帶、溫帶、乾旱與極地氣候，如果到不同地區，要注意溫度與氣候變化；加拿大氣候受緯度、地形和海洋影響，各地溫度與降雨量亦隨季節變化而有不同。氣溫低、冬季長為其特徵。北美國家醫療水準高，收費也高，若旅遊時間比較長，建議購買海外醫療險較無後顧之憂。

茲卡病毒感染症	**症狀**	發燒、紅疹、關節痛、關節炎、結膜炎等，持續約 2~7 天，有時也有頭痛、肌肉痠痛等症狀。
	預防	① 外出使用含 DEET 成分之防蚊液作預防。 ② 住宿在野外，睡覺時應使用蚊帳，並檢查蚊帳是否有破洞，蚊帳內是否有蚊子。 ③ 如果確診為茲卡病毒感染，發病期間要待在蚊帳內或室內，避免被蚊子叮咬造成次波傳染。長時間戶外活動時，建議穿著淺色長袖衣褲。 ④ 安全性行為。 ⑤ 女性自流行地區返國後，無論是否出現疑似症狀，建議延後至少 6 個月懷孕。

狂犬病	**症狀**	初期症狀可能為：如發熱、喉嚨痛、發冷、厭食、嘔吐、呼吸困難、頭痛等，抓咬傷部位出現異樣感，持續數天後，出現興奮及恐懼的現象。然後發展至麻痺、吞嚥困難，並且可能引發恐水症。隨後併有精神錯亂及抽搐等現象。若不採取任何醫療措施，患者在 2 ~ 6 天內（有時會更久），常因呼吸麻痺而死亡。
	預防	① 如為高危險族群必須在 1 個月前事先安排與規劃。 ② 除了職業需要以外，一般民眾並無事先接種疫苗之必要。 ③ 如國人出國前往狂犬病高風險國家長期滯留，或易遭犬類或野生動物攻擊之旅遊活動，為了降低狂犬病毒感染發病之風險，可以考慮接受暴露前預防接種。

備註：自民國 103 年 1 月 1 日起，國人遭受動物抓咬傷，醫療處置所需狂犬病疫苗及免疫球蛋白已納入全民健康保險給付，全國各縣市（含離島縣市及蘭嶼）均有人用狂犬病疫苗接種服務醫院（衛生所），提供民眾接種管道。

登革熱	**症狀**	典型登革熱的症狀有高熱和頭痛、肌肉痛、關節痛、後眼窩痛以及發疹；嚴重時則發生可能致命的出血或嚴重器官損傷。
	預防	① 住宿時應選擇住在有空調、無蚊蟲或是有紗門、紗窗的房子。 ② 住宿在野外，睡覺時應使用蚊帳，並檢查蚊帳是否有破洞，蚊帳內是否有蚊子。 ③ 在戶外或蚊蟲多的地方，請穿著淺色長袖衣褲。 ④ 可使用衛福部核准含有 DEET 成分的防蚊液來預防蚊蟲叮咬。
急性病毒性 A 型肝炎	**症狀**	突然出現發燒，全身倦怠不適，食慾不振，嘔吐及腹部不舒服，數天之後發生黃疸。
	預防	① A 型肝炎疫苗接種。 ② 注意飲食與飲水衛生及勤洗手。

北美洲就醫資訊

不論是在加拿大或美國，醫療費用都高的令人咋舌，如果是一般感冒、發燒等較為輕微的病症，建議可直接至藥房 (Pharmacy) 購買指示用藥，依各州法律不同，對於處方用藥的認定也不同，如遇到需處方用藥，可諮詢藥師是否有可替代之非處方用藥。北美各地醫療設備完善，大醫院內各分科齊備，並有 24 小時急診服務，但候診時間極長。大多數是仰賴家庭醫師提供醫療諮詢，就診前通常需事先預約，然而，各地亦有提供免約診所 (walk-in clinic)， 接受現場掛號並直接看診。

北美採用醫藥分業制度，醫師通常只負責看病，診所內不提供藥品，與臺灣習慣的看診方式有所不同，藥品的部分必須持醫師開立的處方簽到社區的藥局進行領取。另外，特別要注意的是，星期五下班時間過後，生病看診就只能掛急診 (Emergency Room) 或緊急照護 (Urgent care)，前者一般是個案有生命危險或情況緊急時，才選擇急診室就診，而急診的收費高昂，醫療費用都是上千美金起跳，使用前最好先確認自己的旅遊醫療險是否有涵蓋使用急診室的可能費用；而緊急照護為私人診所，跟急診室一樣無需預約，收費也比急診室便宜，但仍有營業時間的限制。

美國急診室的帳單包括急診室的使用費及主治醫師的診斷費，部分醫院的急診室當場只收掛號費，而診斷費用與急診室使用費用，則是在之後寄帳單請求支付，不論是否有加保海外醫療保險，一定要當場問清楚付款項目是否完全結清，以免產生後續糾紛。另外未一次結清的狀況下，帳單很有可能回到臺灣，通常要求付款的期限大約是 1 ~ 2 個月，超過 2 個月後會加計利息，超過六個月未繳，帳單就會轉給催討公司，到時若要繳交時會再加上 40% 手續費，收到帳單一定要特別注意付款期限，以免帳單金額越滾越大。

5. 歐洲

歐洲各國醫療都具有一定水準，疫苗覆蓋率也高，傳染病的發生率也低於其他國家，近幾年由於難民的湧進，導致各區有零星的麻疹與白喉的疫情，但是比例相當低，因此可以安心前往旅遊。

狂犬病	**症狀**	初期症狀可能為：如發熱、喉嚨痛、發冷、厭食、嘔吐、呼吸困難、頭痛等，抓咬傷部位出現異樣感，持續數天後，出現興奮及恐懼的現象。然後發展至麻痺、吞嚥困難，並且可能引發恐水症。隨後併有精神錯亂及抽搐等現象。若不採取任何醫療措施，患者在 2 ~ 6 天內（有時會更久），常因呼吸麻痺而死亡。
	預防	① 如為高危險族群必須在 1 個月前事先安排與規劃。 ② 除了職業需要以外，一般民眾並無事先接種疫苗之必要。 ③ 如國人出國前往狂犬病高風險國家長期滯留，或易遭犬類或野生動物攻擊之旅遊活動，為了降低狂犬病毒感染發病之風險，可以考慮接受暴露前預防接種。

備註：自民國 103 年 1 月 1 日起，國人遭受動物抓咬傷，醫療處置所需狂犬病疫苗及免疫球蛋白已納入全民健康保險給付，全國各縣市（含離島縣市及蘭嶼）均有人用狂犬病疫苗接種服務醫院（衛生所），提供民眾接種管道。

急性病毒性 A 型肝炎	**症狀**	突然出現發燒，全身倦怠不適，食慾不振，嘔吐及腹部不舒服，數天之後發生黃疸。
	預防	① A 型肝炎疫苗接種。 ② 注意飲食與飲水衛生及勤洗手。

歐洲就醫資訊

歐洲國家醫療系統大多都是採用家庭醫師與預約制度，甚至有的預約時間長達數個月，因此在歐洲旅行如遇到緊急狀況，只能採用自行購買藥物與掛急診二種方式做處理，在歐洲醫療費用相當高昂，即便掛急診也會依照檢傷分類等候看病，不少國家採醫藥分業，看診後需要自行去藥房買藥。藥局有提供用藥諮詢的服務，在緊迫的狀況之下，可以多多利用。僅有少數幾個國家有提供外國人緊急醫療照護的服務。

備註：以下電話資訊若無特別括號標示，即需以您前往的國家當地手機撥打電話。

國家別	說明	備註
比利時	我國駐歐盟兼駐比利時代表處與以布魯塞爾自由大學附設醫院（UZ Brussel）為首之 11 家醫院，於 2008 年 7 月 16 日簽定醫療合約，以單一服務電話號碼就醫的作業流程，為我國僑民、學生、旅遊觀光客提供便捷的醫療資訊服務。	・電話：32-2-4778899，目前服務以英、法、荷等 3 語文為主。
捷克	在布拉格與布爾諾區域內有醫師出診的服務，	・Doctor Nonstop service 電話：1231，有生命危險則是撥 112 ※ 醫療費用高昂，請謹慎使用。

丹麥	・ 在哥本哈根地區有公共醫師出診的服務，服務時間是 16：00 ~ 08：00，實際看診日僅能依當地醫院公佈為主。語言不通的狀況下可由飯店協助。 ・ 同時也有私人醫師出診服務，服務時間為 08:00 ~ 24:00。 ・ 另外，在丹麥 24 小時急診的醫院不多，如果找不到急診的狀況下，可撥緊急電話求助。	・ 公共醫師：+45-7013-0041（撥打該電話會為您推薦醫師） ・ 私人醫師：+45-6075-4070 ・ 緊急醫療電話：1813 ※ 醫療費用高昂，請謹慎使用。
匈牙利、希臘	公立醫院候診時間長，且往往語言不通，反而求助於私人診所可得到較好的照顧，然而私人診所醫療費用相當高，要先有心理準備。	
法國	在巴黎有緊急醫師 S.O.S 求助專線。	・SAMU 醫療專線：15
西班牙	西班牙診所與醫院相當多，看醫師算是方便，然而由於西班牙政府大幅削減醫療經費，因此許多醫院都沒有急診服務，須特別注意。	
瑞士	看診主要都是以私人診所為主，可透過網站就近尋找醫師診療。	・www.doctor.ch
英國	短期來英旅客並不具 NHS（National Health Service）身分，無法至醫院或診所掛號求診，倘患傷風感冒、小型傷口等，可自費至「門診中心」現場掛號等候診察，或自行至藥房購買服用成藥。	・ 藥局洽詢專線：111 ・24 小時緊急救援專線：999

歐洲地區當地緊急求助電話

國家／地區	電話	國家／地區	電話
奧地利	警察治安緊急專線 133 醫療急救緊急專線 144 消防火災緊急專線 122	德國	112
		英國	999
瑞士	警察治安緊急專線 117 醫療急救緊急專線 144 消防火災緊急專線 118	法國	警察治安緊急專線 17 醫療急救緊急專線 15 消防火災緊急專線 18
西班牙	112	義大利	警察治安緊急專線 113 醫療急救緊急專線 118 消防火災緊急專線 115

6. 大洋洲

說到大洋洲，大多數的人第一個想法就是澳洲跟紐西蘭，其實大洋洲還包括了許多海島國家：巴布亞紐幾內亞、斐濟、馬紹爾群島共和國、薩摩亞、索羅門群島、東加王國等小國。在紐西蘭與澳洲，而這二地由於水質純淨，飲水大多為生飲，可能感染 A 型肝炎，在這部分要特別注意；而海島國家請注意茲卡病毒感染症與防蚊措施要特別注意。

茲卡病毒感染症	**症狀**	發燒、紅疹、關節痛、關節炎、結膜炎等，持續約 2-7 天，有時也有頭痛、肌肉痠痛等症狀。
	預防	① 外出使用含 DEET 成分之防蚊液作預防。 ② 住宿在野外，睡覺時應使用蚊帳，並檢查蚊帳是否有破洞，蚊帳內是否有蚊子。 ③ 如果確診為茲卡病毒感染，發病期間要待在蚊帳內或室內，避免被蚊子叮咬造成次波傳染。長時間戶外活動時，建議穿著淺色長袖衣褲。 ④ 安全性行為。 ⑤ 女性自流行地區返國後，無論是否出現疑似症狀，建議延後至少 6 個月懷孕。
急性病毒性 A 型肝炎	**症狀**	突然出現發燒，全身倦怠不適，食慾不振，嘔吐及腹部不舒服，數天之後發生黃疸。
	預防	① A 型肝炎疫苗接種。 ② 注意飲食與飲水衛生及勤洗手。

狂犬病	**症狀**	初期症狀可能為：如發熱、喉嚨痛、發冷、厭食、嘔吐、呼吸困難、頭痛等，抓咬傷部位出現異樣感，持續數天後，出現興奮及恐懼的現象。然後發展至麻痺、吞嚥困難，並且可能引發恐水症。隨後併有精神錯亂及抽搐等現象。若不採取任何醫療措施，患者在 2 ~ 6 天內（有時會更久），常因呼吸麻痺而死亡。
	預防	① 如為高危險族群必須在 1 個月前事先安排與規劃。 ② 除了職業需要以外，一般民眾並無事先接種疫苗之必要。 ③ 如國人出國前往狂犬病高風險國家長期滯留，或易遭犬類或野生動物攻擊之旅遊活動，為了降低狂犬病毒感染發病之風險，可以考慮接受暴露前預防接種。

備註：自民國 103 年 1 月 1 日起，國人遭受動物抓咬傷，醫療處置所需狂犬病疫苗及免疫球蛋白已納入全民健康保險給付，全國各縣市（含離島縣市及蘭嶼）均有人用狂犬病疫苗接種服務醫院（衛生所），提供民眾接種管道。

傷寒	**症狀**	感染後會出現持續性發燒、頭痛、厭食、腹痛、相對性心跳減慢、脾臟腫大、出現紅疹、淋巴腫大等。傷寒若不治療，可能會造成小腸出血或穿孔。
	預防	① 一般觀光、短期商務旅客感染傷寒的風險較低，注意飲食安全並且維持勤洗手之良好個人衛生習慣。 ② 如果旅程中將會前往非一般觀光區、較偏僻或衛生條件較差小型都市，感染風險較高。建議於出國前至旅遊醫學門診向醫師諮詢，評估接種傷寒疫苗（施打後 14 天可產生免疫力，建議成人及 2 歲以上兒童施打）。

大洋洲就醫資訊

大洋洲國家除了紐澳二國具備較為先進的醫療外，其他海島國家醫療資源相當有限，如遇到重大疾病或是緊急情形，大多都還是要轉送到澳洲與紐西蘭進行醫療。而紐西蘭與澳洲醫療都算進步，主要醫療院所分為三級：診所 (家庭醫師)、門診中心與醫院，一般小病都是仰賴診所與門診中心，醫院是不接受直接看診，而是需先經過診所轉介或是急診室過濾後才能看診，如果不是救護車直送，過濾加候診時間十分漫長，收費也相當高昂，另外，在澳洲如果使用救護車，另外還要收取救護車的使用費，要特別注意。紐西蘭對於部分藥物管控相當嚴格，攜帶大量藥劑的遊客必須有醫師證明，以避免遭受紐西蘭海關的質疑及詢問。部份藥物在紐西蘭需出示醫師處方籤，如有慢性病服藥的的旅客最好攜帶處方簽，以免藥物被沒收。

國家圖書館出版品預行編目 (CIP) 資料

大家的救急旅遊醫療 / 何清幼暨臺北市立聯合醫院醫療團隊合著 . -- 初版 . -- 臺北市 : 樂知 , 2018.10
面 ; 17x21 公分
ISBN 978-986-94379-5-0(平裝)

1. 旅遊醫學 2. 保健常識

411.98 106007925

大家的救急旅遊醫療

作者 **何清幼、曾啟庭、張惠萍、陳明正、李俊秀、沈怡伶**
總經理 **李亦榛**
特別助理 **鄭澤琪**
文字整理 **劉綵荷、張舒文、彭湘芸**
美術設計 **盧卡斯工作室**
內文編排 **李雅玲**
插畫設計 **郭侑菱**

出版公司 **樂知事業有限公司**
網址 **www.sweethometw.com.tw**
地址 **台北市中山區南京東路 1 段 86 號 9 樓之 6**
電話 **02-25217328**
傳真 **02-25815212**
EMAIL **sh240@sweethometw.com**

總經銷 **聯合發行股份有限公司**
地址 **新北市新店區寶橋路 235 巷 6 弄 6 號 2 樓**
電話 **02-29178022**
傳真 **02-29156275**

製版 **鴻友印前數位整合 (股) 公司**

定價 **新台幣 360 元**
出版日期 **2018.10 初版一刷**

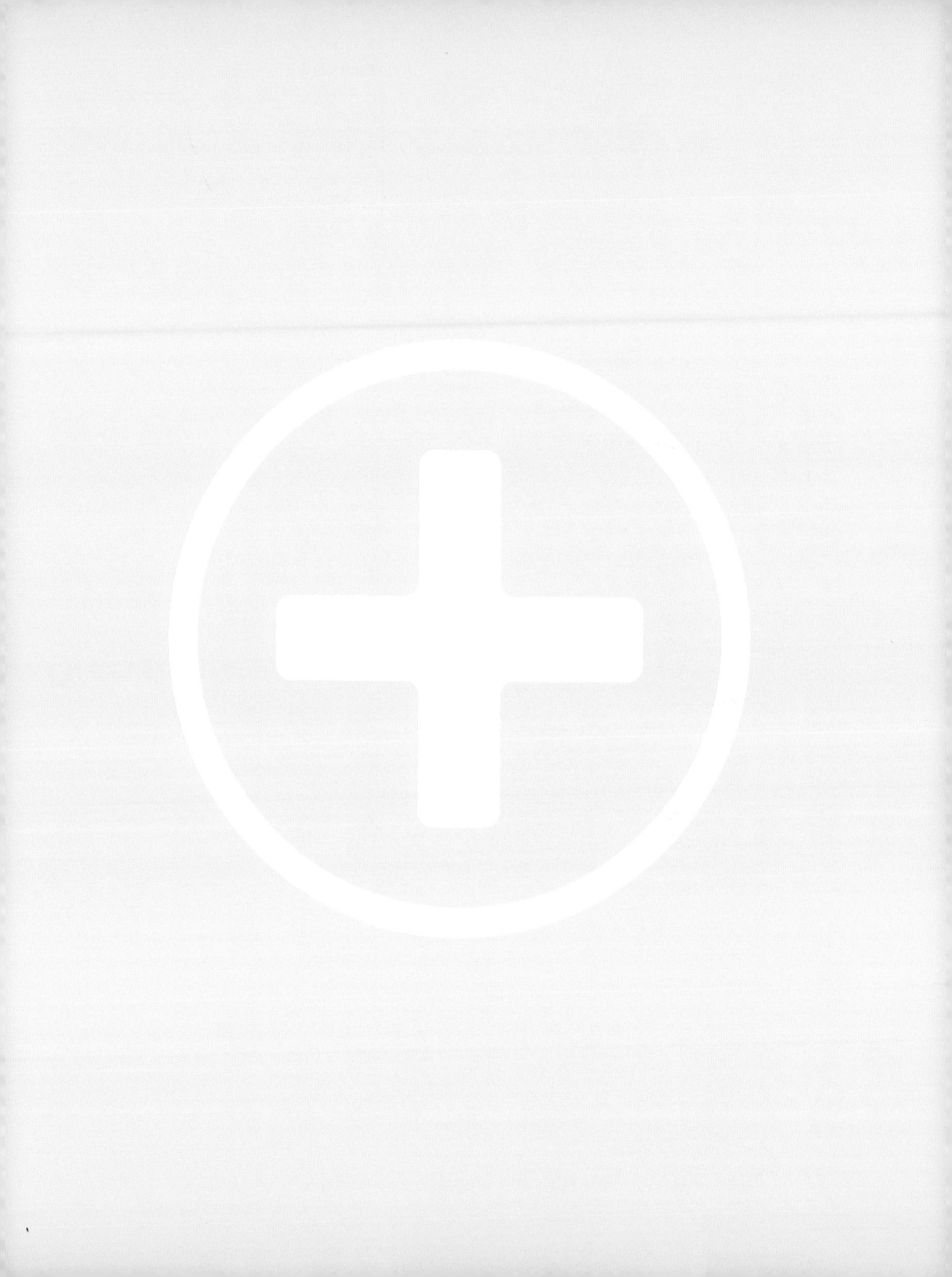

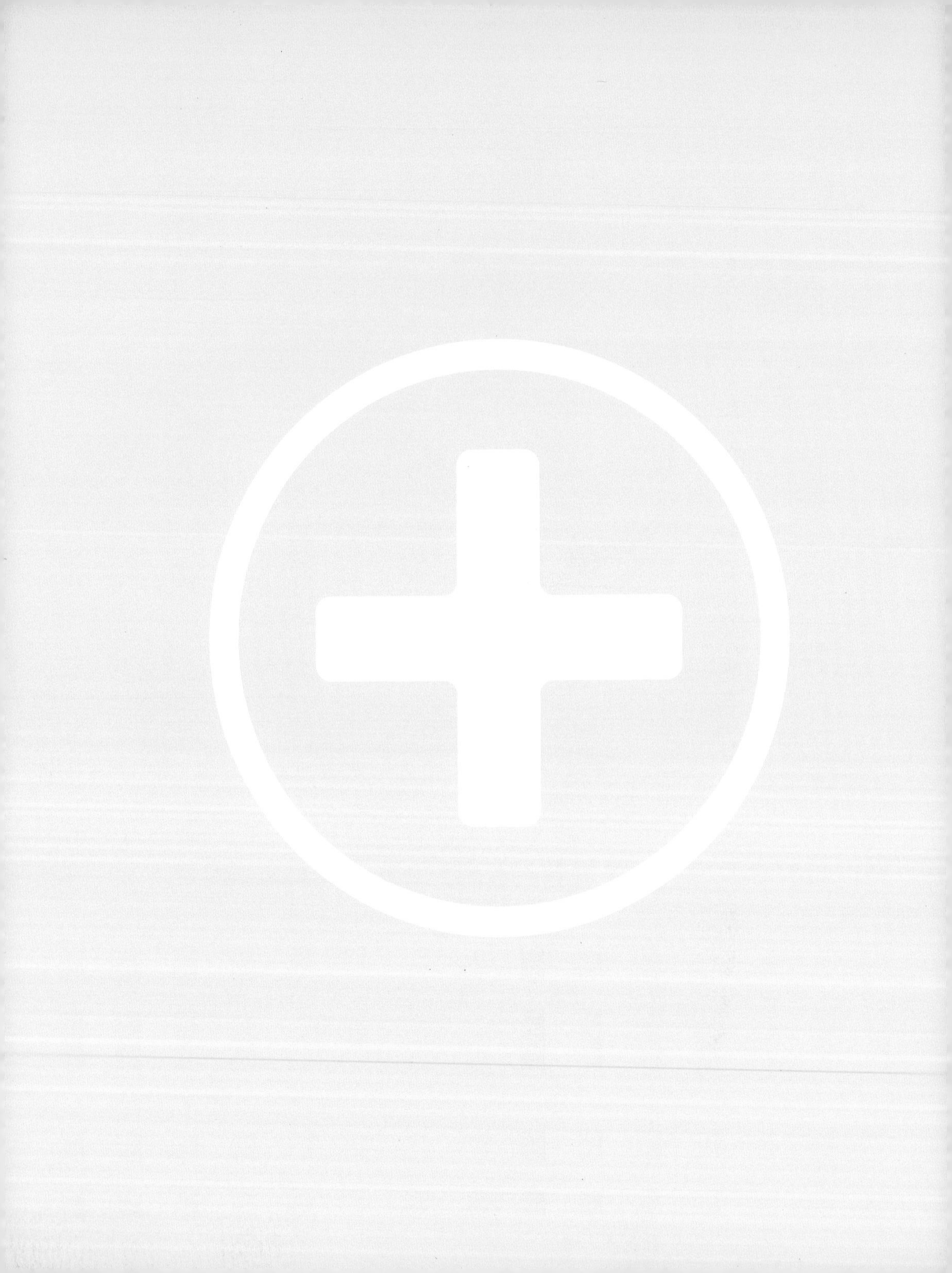